Het (on)mogelijke spel in de zorg
Omgaan met de complexiteit

'*Leap while looking*' (K.E. Weick)

'*Denkt alleer gij doende zijt, en doende denk dan nog*' (Guido Gezelle)

Het (on)mogelijke spel in de zorg
Omgaan met de complexiteit

drs. P.G. van der Lugt

Bohn Stafleu van Loghum 2005

© 2005 Bohn Stafleu van Loghum, Houten
Alle rechten voorbehouden. Niets uit deze uitgave mag worden verveelvoudigd, opgeslagen in een geautomatiseerd gegevensbestand, of openbaar gemaakt, in enige vorm of op enige wijze, hetzij elektronisch, mechanisch, door fotokopieën, opnamen, of enig andere manier, zonder voorafgaande schriftelijke toestemming van de uitgever.
Voor zover het maken van kopieën uit deze uitgave is toegestaan op grond van artikel 16b Auteurswet 1912 j° het Besluit van 20 juni 1974, Stb. 351, zoals gewijzigd bij Besluit van 23 augustus 1985, Stb. 471 en artikel 17 Auteurswet 1912, dient men de daarvoor wettelijk verschuldigde vergoedingen te voldoen aan de Stichting Reprorecht (Postbus 3060, 2130 KB Hoofddorp). Voor het overnemen van (een) gedeelte(n) uit deze uitgave in bloemlezingen, readers en andere compilatiewerken (artikel 16 Auteurswet 1912) dient men zich tot de uitgever te wenden.

ISBN 90 313 4440 0
NUR 801

Ontwerp omslag: Boekhorst Design BV, Culemborg

Bohn Stafleu van Loghum
Het Spoor 2
3994 AK Houten

Distributeur voor België:
Standaard Uitgeverij
Belgiëlei 147a
2018 Antwerpen

www.bsl.nl

Voorwoord

Het is terugkijkend een ongekend genoegen wanneer je werkomgeving en je privé-omgeving je de ruimte geven om je een tijd te verdiepen in de zaken die je de afgelopen vijfentwintig jaar op verschillende plaatsen bezig hebben gehouden. De verzamelde verhalen 'dalen in', krijgen een zekere orde en worden vermengd met nieuwe ideeën van anderen die zich blijkbaar met dezelfde thema's bezighouden. Het is een zoektocht geworden waarvan de titel, 'Het (on)mogelijke spel', al snel vaststond, maar waarvan het uiteindelijke thema, 'omgaan met de complexiteit', pas in de loop van de tocht helder werd. Die zoektocht heeft zijn weerslag gevonden in dit boek. Al te persoonlijke elementen zijn er door de kritische uitgever uitgezeefd, maar hier en daar zullen ze voor de lezer nog wel herkenbaar zijn.

Waarom dit boek? Dat is nooit helemaal duidelijk; het zal een mengsel zijn van de calvinistische opdracht een bijdrage te leveren en vooral je licht niet onder de korenmaat te laten staan, van ijdelheid en geldingsdrang, en vooral de behoefte om de verhalen in je hoofd een keer te ordenen. Daarbij komt een stukje ergernis over het gemak waarmee sommigen zich bemoeien met deze sector en daarop vanwege hun positie of met hun verbale of politieke begaafdheid ook invloed hebben, zonder dat ze er blijk van geven de complexiteit van deze sector echt te doorgronden. Het boek is bedoeld voor iedereen die op enigerlei wijze betrokken is bij of begaan is met deze sector en die zich af en toe de vraag stelt waarom het gaat zoals het gaat.

Een persoonlijke zoektocht maak je niet alleen. Je kunt niet zonder de tolerantie van het thuisfront en de ruimte die Twijnstra Gudde mij heeft geboden. Je kunt niet zonder collega's en anderen die op verscheidene momenten meekijken en je behoeden voor doodlopende paden, en die zo wijs zijn om hun kritische commentaar af en toe te larderen met een complimentje over een gekozen voorbeeld of formulering. Het zijn de kleine duwtjes die je dan nodig hebt. Je kunt ook niet zonder de 'zeurders' die blijven vragen wanneer het nou eens klaar is. Je kunt vooral niet zonder al die mensen in en rond de zorgsector, die je naar binnen laten kijken en met wie je in debat kunt gaan om het denken aan te scherpen. En ten slotte kan het ook niet zonder de 'herbergen' tijdens de tocht, zoals De Generaal in Baarn waar ik menig zaterdagochtend met mijn schriftje heb gezeten, de Abdij de

Koningshoeve in Berkel Enschot, waar ik regelmatig heb genoten van de orde en gastvrijheid van de broeders en een oud daglonershuisje in Friesland, waar tijdens 'mijmertochtjes' op de fiets een aantal puzzeltjes op zijn plek vielen.

Dank voor de ruimte, de tolerantie, de hulp, het zeuren, het laten meekijken en de gastvrijheid.

Het is klaar, ik kan verder.

P.G. van der Lugt
Soest, september 2004

Inhoudsopgave

Voorwoord 5

1 **Het (on)mogelijke spel** 11
    1.1   Stroefheid 11
    1.2   De plaats der moeite 13
    1.3   De opzet van het boek 14

2 **Hoeze complex?** 15
    2.1   Complicerende factor 1: Onvervulde verwachtingen 15
    2.2   Complicerende factor 2: Altijd spelen op meerdere borden 17
    2.3   Complicerende factor 3: Multibelangen en suboptimalisatie 18
    2.4   Complicerende factor 4: Verschillende talen, rationaliteiten en geliefde werelden 19
    2.5   Complicerende factor 5: De loden last van de vergrijzing 20
    2.6   Complicerende factor 6: Zorg is meer dan zorg alleen 21
    2.7   Complicerende factor 7: Het glazen huis 22
    2.8   Complicerende factor 8: Geen eenduidige incentives 23
    2.9   Complicerende factor 9: Where does the buck stop? 24
    2.10   Implicaties voor spelontwerp en speluitvoering 25
    2.10.1   Implicaties voor het spelontwerp 25
    2.10.2   Implicaties voor de speluitvoering 26
    2.11   Het commitment van de werkers in de zorg 27

3 **Balanceren in de hybriditeit** 28
    3.1   Tussen markt en overheid 28
    3.2   Guardians en commercials 29
    3.3   De zorgsector: tussen overheid en macht 33
    3.3.1   De aanspreekbaarheid van de overheid 33
    3.3.2   Marktmogelijkheden en marktonvolkomenheden 35
    3.3.3   Positioneren in de hybriditeit 36
    3.4   Werken in een hybride omgeving 37

	3.5	Vices, mode en mensen die niet van dilemma's houden 42
	3.6	Implicaties voor spelontwerp en speluitvoering 43
	3.6.1	Implicaties voor het spelontwerp 44
	3.6.2	Implicaties voor de speluitvoering 47
	3.7	Spelen met vuur 49
4		**Sturen zonder macht** 50
	4.1	Wie stuurt er in de zorg? 50
	4.2	Onder collega's 52
	4.2.1	Collegiale omgevingen 52
	4.2.2	Sturen zonder macht 54
	4.3	De autonomie van de spelers 55
	4.4	Collegialiteit: niet uniek voor de zorg 57
	4.5	Implicaties voor het spelontwerp 59
	4.5.1	De hiërarchiereflex 59
	4.5.2	De keerzijde van de hiërarchische interventie 61
	4.5.3	'Er bewust mee omgaan' 61
	4.6	Implicaties voor de speluitvoering 63
	4.6.1	Creëer transparantie 64
	4.6.2	Verleiden en blameren 65
	4.6.3	Ken elkaars werelden, belangen en mogelijkheden 66
	4.6.4	Sturen moet 'gegund' zijn 67
	4.6.5	Gepast stelling nemen 69
	4.6.6	Durf elkaar aan te spreken 70
	4.6.7	Koester rituelen 71
	4.6.8	Zoek binding in een gezamenlijk doel 72
	4.6.9	Pas op met kopiëren 73
	4.7	De spelers maken dit spel 73
5		**De Haagse arena** 74
	5.1	De spelers in de arena 75
	5.1.1	De politici 75
	5.1.2	De minister en het departement van VWS 77
	5.1.3	De koepels en brancheverenigingen 78
	5.1.4	De ZBO's 81
	5.1.5	Patiënten en consumenten 82
	5.1.6	Werkgevers en werknemers 84
	5.1.7	De media 85
	5.2	De handicaps van de Haagse arena 86
	5.3	Kan het beter? 88
	5.3.1	De inrichting van de arena 88
	5.3.2	De uitvoering van het ontwerpproces 89
	5.4	De regierol in de ontwerp arena 90
6		**Omgaan met de complexiteit** 92
	6.1	De complexiteit van de sector 92

6.2	Suggesties uit de voorgaande hoofdstukken 93	
6.3	Balanceren tussen broosheid en maakbaarheid 94	
6.3.1	De plaats der moeite 95	
6.3.2	Tussen maakbaarheid en broosheid 95	
6.4	Handreikingen voor een balanceeract 97	
6.4.1	Alertheid op het onverwachte 97	
6.4.2	Mensen houden niet van dilemma's 99	
6.4.3	Systeemwereld en leefwereld 101	
6.4.4	Accommoderen, contextualiseren en TWO's 103	
6.4.5	'The whole system in the room' en betekenistijd 105	
6.4.6	'Leap while looking' 106	
6.4.7	Gaming: voorbij gehoopt gedrag 107	
6.4.8	Incentives en scheidsrechters 110	
6.4.9	Naar een nieuw handelingsperspectief 112	
6.5	Omgaan met complexiteit: betrokkenheid, reflectie en daadkracht 112	
6.5.1	Betrokkenheid 113	
6.5.2	Reflectie 116	
6.5.3	Daadkracht 120	
6.6	Synthese 123	
6.7	Verbeteren of vernieuwen 125	
6.8	Ten slotte: 'Leap while looking' 126	

Literatuur 127

Bijlagen 129

1	De syndromen van Jacobs 130	
2	Een vergelijking met de Europese Unie 132	
3	Simulaties voor de zorgsector 135	

1 Het (on)mogelijke spel

Crisis in de zorgsector

Er is crisis in de zorgsector, althans dat beeld wordt ons voorgeschoteld in de kranten en op de televisie. Onacceptabele wachtlijsten, enorme kostenstijgingen met als gevolg premieverhogingen en debatten over de omvang van het pakket, tekorten aan artsen en verpleegkundigen, medische fouten, bestuurlijke conflicten, achterblijvende innovatie, burnout onder professionals, falend toezicht en gouden handdrukken. Er lijkt de laatste tijd weinig positief nieuws te melden en iedereen heeft wel een eigen verhaal.

> *Tijdens een diner werd mij gevraagd wat het onderwerp van mijn boek was. Toen ik vertelde dat het over de gezondheidszorg ging, werd ik de rest van de maaltijd bestookt met verhalen over wat er allemaal mis was in en met die gezondheidszorg. Schrijnende persoonlijke verhalen soms, die nog werden onderstreept door een artikel in de krant van die ochtend over de vele klachten over de nieuwe huisartsenposten in het land.*

Ondanks een performance die nog steeds gunstig afsteekt in internationale vergelijkingen en duizenden tevreden 'klanten' die dagelijks onze zorginstellingen bezoeken, zijn het vooral de problemen in de zorgsector die de aandacht vragen. De zorgsector staat al een aantal jaren hoog op de prioriteitenlijstjes van de politiek. Het lijkt een 'onmogelijk spel', we slagen er maar niet in om grip op deze sector te krijgen.

Stroefheid

'It is not for lack of trying', zoals dat in het Engels zo treffend wordt gezegd. Het ene na het andere rapport verschijnt. Je telt als adviesorgaan of maatschappelijke organisatie niet echt mee als je niet een keer je licht hebt laten schijnen over de zorgsector. Er worden 'grote' oplossingen aangedragen. Vraagsturing, ontbureaucratisering, marktwerking, het zijn de 'pluswoorden' van deze tijd. Het moet vooral allemaal anders en het is ontnuchterend om de actielijstjes te zien in al die rapporten. Er moet nog heel wat geregeld worden om gedereguleerd en al naar de (gereguleerde) markt te kunnen stappen. De overheid voelt zich verantwoordelijk en bedenkt de ene strategie na de andere: van de grote blauwdrukken van de commissie-Dekker

(1987) en staatssecretaris Simons (1990) naar het stap-voor-stapbeleid van Borst en uitmondend in toch weer omvangrijke (centrale) programma's zoals Modernisering Curatieve Zorg, Modernisering AWBZ[1] en – meer recent – Sneller Beter, dat zich richt op de proces-efficiency in de zorg.

Van een afstandje heeft het iets tragikomisch, nadat de nieuwe held of het nieuwe concept op het schild is gehesen, volgt na verloop van tijd bijna voorspelbaar de val. De praktijk blijkt veelal weerbarstiger dan de theoretische en vooral hoopvolle beschouwingen uit het beleidscircuit. Wat resulteert is een beeld van een stroef verlopend spel. Zo werken we al meer dan tien jaar aan de nieuwe outputfinanciering voor de ziekenhuizen gebaseerd op Diagnose Behandel Combinaties (DBC's)[2], terwijl de vorige verandering naar de Functiegerichte Budgettering[3] in een paar jaar was ingevoerd. Wat te denken van het zich anno 2003-2004 voortslepende debat over de toekomst van het Slotervaartziekenhuis; blijkbaar is er niemand die hierover een definitief besluit kan of durft te nemen. Of denk aan de ziekenhuisdirecteur die net weer is gestruikeld over een van de vele hobbels in het nieuwbouwtraject en niet meer weet hoe hij zijn organisatie nog gemotiveerd kan houden. Een goed ingevoerde actor in de eerste lijn verzuchtte eens: 'Het is niet zozeer dat er geen oplossingen zijn voor de eerste lijn, het is veel meer de vraag wie de regie kan en mag nemen, iedereen blijft nu vooral naar elkaar kijken.' Echte beslissingen in de zorgsector schijnen op dit moment vooral door de rechters genomen te worden en die beginnen zich ook af te vragen of zij hiervoor wel het juiste adres zijn.

De sector is 'in transit', op weg naar een andere, meer marktgeoriënteerde besturing. Maar ook dat proces verloopt moeizaam. Het duurt allemaal erg lang en het beeld van de beoogde toekomst wordt er niet duidelijker op. Dit zorgt voor onrust en onzekerheid. Veel organisaties en instellingen zijn bovendien bezig met de gevolgen van de invoering van weer een ander zorgconcept of een nieuwe strategische reorganisatie en/of fusie. In een dergelijke omgeving kan er geen routine ontstaan, het voorzichtige stappen wordt nooit echt dansen.

Er ligt een soort sluier van onvervuldheid over de sector. Ondanks de grote

---

[1] *Modernisering Curatieve Zorg en Modernisering AWBZ zijn de werknamen van twee omvangrijke actieprogramma's van het ministerie van VWS in de laatste jaren van minister Borst.*

[2] *Diagnose Behandel Combinaties zijn de Nederlandse variant van de Diagnose Related Groups (DRG's) in de Verenigde Staten. Dit is een systeem van outputfinanciering voor ziekenhuizen.*

[3] *Functiegerichte Budgettering: een financieringsmodel voor ziekenhuizen, waarbij ziekenhuizen op grond van een aantal (statistisch bepaalde) parameters een budget krijgen toegewezen. Een aantal van de parameters, zoals bedden en specialistenplaatsen, zijn gekoppeld aan erkenningen van de overheid. Andere, meer variabele parameters, zoals verpleegdagen, opnames en polikliniekbezoeken worden in onderhandeling met de zorgverzekeraar vastgesteld.*

inzet van velen wordt, zowel in als buiten de zorg, de performance als onvoldoende ervaren. Dat creëert een soms weinig stimulerende omgeving, wat weer drukt op de hulpverleners, maar ook op de managers en beleidsmakers in de sector. Roofbouw dreigt of is al zichtbaar bij de soms gefrustreerde en overbelaste professionals, de betrokken maar soms ook cynische ambtenaren bij overheid en brancheorganisaties, de naar hun rol zoekende verzekeraars en de veelgeplaagde managers. Alhoewel de sector ook successen kent, krijgen die tegen deze achtergrond iets van eb aan het strand. De binnenrollende golven (successen) kunnen niet verhelen dat het water zich langzaam terugtrekt. Het maatschappelijk nut staat niet ter discussie en dat bindt gelukkig velen aan de sector, maar is het nog wel leuk in de zorg? Gaat de geconstateerde stroefheid niet te veel ten koste van het plezier, de motivatie en de creativiteit van veel zorgverleners en andere 'spelers' in de zorg?

1.2   De plaats der moeite

Het geschetste beeld is niet positief, ondanks de betrokkenheid van de grote meerderheid van hulpverleners, managers en beleidsmakers bij deze sector. Daarbij is er ook een zekere ergernis over de goed bedoelde, maar ook wel eens gemakkelijke retoriek van beleidsmakers en bestuurders met als kern: het moet allemaal anders. Soms is het nodig, maar te vaak lijkt het meer een vlucht vooruit. Als iets niet goed gaat, is het blijkbaar makkelijker om te roepen dat het anders moet dan om eens kritisch te kijken naar hoe dit nu komt. Worden de afspraken wel nagekomen, laat een van de spelers misschien steken vallen? We nemen er vaak te weinig tijd voor of we durven elkaar niet aan te spreken. Je proeft in de voorstellen die 'nu echt' de problemen in de zorg moeten gaan oplossen, regelmatig een onderschatting van de complexiteit van deze sector. De gezondheidszorg is een wereld vol dilemma's, waar dé oplossing niet voorhanden is en er altijd keuzes en afwegingen moeten worden gemaakt tussen verscheidene goed te verdedigen belangen. Onvoorspelde neveneffecten (positief en negatief) van beleidsmaatregelen zijn eerder regel dan uitzondering.

Dit vraagt om een pas op de plaats, een moment van kritische reflectie. Dit boek probeert hiertoe een aanzet te geven. Het is een poging af te dalen naar de 'plaats der moeite'[4], zoals Hoebeke (o.a. 2004) dat zo mooi zegt, en op zoek te gaan naar de onderliggende rationaliteiten en dilemma's van deze sector. Waarom gaan de dingen zoals ze gaan in deze sector en kunnen we daarmee leren omgaan? Het sluit aan bij de oproep die Karl Weick in een recent interview deed aan managers en beleidsmakers, 'to compli-

---

4   *Het begrip 'plaats der moeite' is mij voor het eerst aangereikt in een gesprek met Luc Hoebeke. Later heb ik het ook bij andere auteurs aangetroffen. Voor mij is het onverbrekelijk verbonden met het leren omgaan met dilemma's en met het balanceren tussen de maakbaarheid en de broosheid en ambiguïteit van de realiteit.*

cate themselves' (Weick, 2003). Simpele oplossingen zijn nu eenmaal niet voorhanden. Niet om vervolgens te blijven hangen in deze complexiteit, maar wel om alert te kunnen reageren op de verassingen die de complexe wereld nu eenmaal in petto heeft.

1.3 De opzet van het boek

In dit boek vindt u geen uitvoerige beschrijving van alle ins en outs van de sector, dat is door met name Boot en Knapen (2003) al op een uitstekende manier gedaan. Het is veel meer een verslag van een zoektocht naar de onderstromen die een verklarende waarde hebben voor het reilen en zeilen van deze sector. Het verhaal is door de jaren heen gegroeid. Het betreft persoonlijke observaties, gebaseerd op eigen ervaringen in de sector en op de handreikingen van anderen. Ze zijn opgeschreven in hoofdstukken die los van elkaar te lezen zijn, maar die samen wel een geheel vormen. Het tweede hoofdstuk beschrijft aan de hand van negen factoren wat deze sector zo ingewikkeld maakt. In de hoofdstukken 3 en 4 wordt uitgebreider ingegaan op de twee factoren die in mijn ogen de zorgsector het meest kleuren. Dat zijn de hybriditeit, het voortdurend balanceren tussen markt en overheid, en de collegialiteit, het idee dat niemand echt de baas is. Hoofdstuk 5 is van een wat andere orde, hier wordt een impressie gegeven van de 'Haagse arena' waar het beleid tot stand komt.

Als een soort kapstok voor deze hoofdstukken zijn steeds twee vragen gebruikt: Hebben we een goed en speelbaar spel ontworpen of gekozen? En: Wordt het afgesproken spel door betrokkenen wel goed gespeeld? Aan het einde van elk hoofdstuk wordt gekeken of er verbeteringen mogelijk zijn in het spelontwerp en/of in de uitvoering.

Het slothoofdstuk, Omgaan met complexiteit, probeert tot een synthese te komen tussen de eigen bevindingen en de lessen van anderen en zo een aanzet te geven tot een nieuw handelingsperspectief voor het omgaan met de complexiteit en de ongrijpbaarheid van de zorgsector. Hierbij staan drie begrippen centraal: betrokkenheid, reflectie en daadkracht. Die zijn alledrie onmisbaar als we in deze sector tot succesvolle interventies willen komen.

De hoop achter dit boek is dat het de lezer een beter begrip geeft van het spel dat in en rond de sector wordt gespeeld en dat dit een bijdrage kan leveren aan een beter ontwerp, een betere uitvoering en een beter resultaat van het spel. Een bijdrage om het een graadje beter te doen; niet meer, maar ook niet minder. In dat verband is hier een relativerende uitspraak van Peter Checkland en Jim Scholes (1999) op zijn plaats: 'Ideas are not usually enough to trigger action and that is why (...) companies value highly their shakers and movers. They are a much rarer breed than the intelligent analysts.'

De mensen in de praktijk van alledag, zowel in en rond de directe zorg als in het beleidscircuit, zullen het moeten (blijven) doen.

Hoezo complex?

Het is gelijktijdig schaken en dammen op meerdere borden

Het is in de inleiding al gezegd, de zorgsector is onderdeel van het publieke domein en is een wereld vol dilemma's, waar dé oplossing niet voorhanden is. Er moeten altijd keuzes en afwegingen worden gemaakt tussen verscheidene op zichzelf goed te verdedigen belangen en/of alternatieven. Iedereen moet toegang hebben tot adequate zorg, maar de kosten van die zorg mogen vanwege de concurrentiepositie van Nederland niet uit de hand lopen. Zo moet voor het nieuwe ziekenhuis een aanzienlijke investering plaatsvinden in het wegennet, maar de gemeente heeft ook geld nodig voor een nieuwe brug over het kanaal. En de verzekeraar probeert klanten te binden door extra service te bieden, maar moet ook proberen de schadelast te beheersen om zijn marges te halen. Het gaat altijd om het vergelijken van appels en peren, waarna toch een keuze gemaakt moet worden.

In andere landen zien we vergelijkbare vragen en hoewel daar soms volstrekt andere besturingsvormen worden gehanteerd, hebben ook zij dé oplossing niet gevonden. Iedereen worstelt met het onmogelijke spanningsveld tussen de bijna onbeperkte zorgvraag die wordt gestimuleerd door technologische ontwikkelingen, de vergrijzing en de steeds verder opgevoerde verwachtingen van de klant enerzijds en anderzijds de beperkte middelen. Tegen deze achtergrond worden in dit hoofdstuk negen factoren geschetst die medebepalend zijn voor de complexiteit van deze sector. Drie factoren worden hier nog niet of slechts zijdelings behandeld. Dit betreft de hybriditeit van de sector, de collegialiteit en het functioneren van de 'Haagse arena' waar het spel wordt ontworpen. Gelet op het belang van deze factoren is aan elk een apart hoofdstuk gewijd.

2.1 Complicerende factor 1: Onvervulde verwachtingen

De zorg is een wereld van onvervulde verwachtingen. Die indruk wordt voor een belangrijk deel door de sector zelf gecreëerd; zij draagt zelf, ondersteund door de media, in niet geringe mate bij aan het opkloppen van de verwachtingen. De technologische ontwikkelingen leveren voortdurend nieuwe mogelijkheden, zoals uit het volgende voorbeeld blijkt. De ontwikkelaars maken dit, gestimuleerd door wetenschappelijke erkenning en door potentiële omzet, graag kenbaar en de media verspreiden deze berichten enthousiast. Zo maken de verzekeraars reclame met verbeterde service en meer 'rechten' en privé-klinieken komen met nieuwe technieken of beloven snelle en klantgerichte zorg. In onze samenleving lijkt er bovendien weinig ruimte meer te zijn voor de kwetsbaarheid van de mens. Wat mogelijk is, moet ook beschikbaar zijn. Al met al worden de verwachtingen torenhoog opgeschroefd en daarmee is de teleurstelling eigenlijk al ingebakken.

> 1978. Oom Gert zakt in elkaar. Een zwaar hartinfarct. In het ziekenhuis kunnen ze niet veel voor hem doen. Hij sterft, 62 jaar oud. De rekening van het ziekenhuis bedraagt een paar honderd gulden.

> 1998. Oom Henk zakt in elkaar. Een zwaar hartinfarct. In het ziekenhuis kunnen ze heel veel voor hem doen. De allernieuwste techniek wordt op hem toegepast: het wikkelhart. Een beenspier wordt als extra hulp bij het pompen om zijn hart gelegd. Twee keer wordt hij per hartrenwagen, een operatiekamer op wielen, vanuit het AMC naar het Academisch Ziekenhuis Utrecht overgebracht, waar hartchirurgen zich hebben gespecialiseerd in de wikkeltechniek. Motoragenten zorgen ervoor dat oom Henk beide keren vrij baan heeft op de drukke A2 tussen Amsterdam en Utrecht. De operatie is een succes, oom Henk herstelt goed en na drie maanden ziekenhuis zit hij weer thuis. Hij moet wel langdurig zware medicijnen slikken, met impotentie als ongewenst bijverschijnsel. Maar daarvoor is inmiddels ook een pilletje op de markt à 25 gulden per stuk. Oom Henk is met zijn 62 jaar weer zo goed als nieuw. Hij zal oud worden en eindigt zijn lange leven in het verzorgingshuis. Als hij sterft, 82 jaar oud, heeft hij in de laatste twintig jaar van zijn leven voor ruim anderhalf miljoen gulden aan medische zorg geconsumeerd.
> (Uit: Brabants Dagblad, dec. 1998.)

En het gaat niet alleen om de directe zorg. Politici en beleidsmakers beloven voortdurend ingrijpende maatregelen waardoor de problemen in de sector nu eindelijk structureel zullen worden aangepakt. Ook die beloften worden helaas nooit echt ingelost. De bomen groeien nu eenmaal niet tot in de hemel en sommige problemen en/of dilemma's zijn niet oplosbaar, daar moet je mee leren omgaan. Het wordt tijd dat belangrijke spelers in de zorgsector ook de keerzijde van hun verhalen laten zien, de andere kant van de pluswoorden. Nieuwe technische hoogstandjes kosten meestal veel geld; de zorgverzekeraars leveren service, maar willen ook de schadelast beheersen want het gaat om de marge; ministers komen en gaan en waarom zou juist deze minister met dé oplossing komen? Het beter managen van de verwachtingen rond de zorgsector, door alle betrokkenen, kan een deel van de druk wegnemen. Dat dit voor politici niet altijd even eenvoudig is, blijkt uit het volgende voorbeeld.

> Staatssecretaris Geel deed eind 2003 een poging om de in zijn ogen irreële verwachtingen rond Schiphol door te prikken. De enige manier om de veiligheidstoezeggingen aan de omwonenden echt waar te maken, was een halvering van het aantal vliegbewegingen of het sterk beperken van de woningbouw in de omgeving van Schiphol.

> *Beide opties waren in zijn ogen niet reëel en de gedane toezeggingen en de gewekte verwachtingen daardoor evenmin. Dapper? De reacties waren wisselend. Van 'kiezersbedrog, onkunde en er zijn wel degelijk andere alternatieven', tot 'eindelijk iemand die eerlijk is', maar ook: 'waarom verbindt hij hier dan geen (politieke) consequenties aan.'*

Het is gemakkelijk te voorspellen dat de combinatie van technologische ontwikkelingen en de vergrijzing ons, met of zonder Budgettair Kader Zorg[5], verder in de fuik van onvervulde verwachtingen zullen leiden. Als er niets wordt gedaan aan het verwachtingenpatroon van de bevolking, maar ook van de politici, zullen de teleurstellingen zich blijven opstapelen.

2.2 Complicerende factor 2: Altijd spelen op meerdere borden

Veel actoren in de zorg opereren voortdurend in verschillende arena's, die ieder hun eigen taal kennen en verschillende vaardigheden vragen. De directeur moet goed thuis zijn in het maatschappelijk ondernemersspel, daar moet hij in onderhandelingen met verzekeraars, gemeentes en andere overheden de condities realiseren waaronder zijn organisatie en de hulpverleners adequaat hun werk kunnen doen. Tegelijkertijd moet hij samen met andere zorginstellingen de 'keten' organiseren en moet hij samen met zijn professionals de eigen zorgprocessen inrichten en de tent draaiende houden. In het ene spel moet hij concurreren met zijn collega's om de gunst van patiënten, verzekeraars en overheden, in het andere spel moet hij juist met hen samenwerken. Soms vertegenwoordigt hij zijn brancheorganisatie in de Haagse arena en dat is weer een heel ander spel. De specialist doet zijn gewone werk in de spreekkamer en op de afdeling. Dat vraagt inhoudelijke expertise en communicatie met de patiënt, maar ook samenwerking met collega's en met andere professies. Maar hij wordt soms ook gevraagd of aangewezen om zijn collega's te vertegenwoordigen in het management van de eigen organisatie of in de onderhandelingen met de verzekeraar. Daar worden heel andere eisen aan hem gesteld. De verzekeraar verkoopt polissen en moet op deze markt door middel van aantrekkelijke voorwaarden concurreren met de andere verzekeraars. Maar hij is ook inkoper van zorg en in die rol kan het beperken van de mogelijkheden voor de patiënt/verzekerde hem juist financiële voordelen opleveren.

De spelers moeten op verschillende abstractieniveaus en in verschillende rationaliteiten kunnen denken om het overzicht te bewaren en te weten welke punten waar en eventueel met welke coalities kunnen worden gescoord. Het is lang niet iedereen gegeven om dit te overzien en geloofwaardig te kunnen schakelen tussen de verschillende borden.

---

[5] *Budgettair Kader Zorg (BKZ): macro-economisch kader van de overheid inzake de ruimte voor bestedingen in de zorgsector.*

2.3 Complicerende factor 3: Multibelangen en suboptimalisatie

Er is geen andere sector met zoveel erkende deelbelangen en bijbehorende belangenverenigingen dan de zorgsector. Iedereen heeft gelijk vanuit zijn eigen belang. Behalve het individuele belang en het groepsbelang is in de meeste dossiers ook een maatschappelijk belang, een maatschappelijke verantwoordelijkheid te onderkennen. Wie waakt hierover, het hemd is immers nader dan de rok?

Waar verschillende belangen een rol spelen en de partijen (nog) tot elkaar veroordeeld zijn, moeten compromissen worden gesloten. Checkland en Scholes (1999) zeggen het mooi: '(...) finding "accommodations" (versions of the situation which conflicting interests can live with) among the principal players for an acceptable course of action.' Accommoderen is een passend woord, er zit tot een vergelijk komen in, maar ook elkaar tegemoet komen. Het is geen wedstrijd om te winnen. Men moet, rekening houdend met de verschillende belangen, er uiteindelijk samen uitkomen. Een duidelijk compromis is dan beter dan vage consensus. Bij een goed compromis weten de partijen ook van elkaar wat *niet* is gekozen, wat er is ingeleverd ten opzichte van het initiële belang en waarom. Men weet dan wat de marges zijn rond de bereikte overeenkomst en wat de gevoelige punten van de verschillende partijen zijn. Respect voor elkaars belangen is cruciaal.

Dat blijkt niet makkelijk. Het is moeilijk om over het eigen belang heen te kijken en concessies te doen, zeker als niet duidelijk is hoeveel de andere partij toegeeft. Het spel wordt extra moeilijk als het wordt gespeeld tussen vertegenwoordigers van een achterban waarin ook weer deelbelangen aan de orde zijn. Dan wordt de manoeuvreerruimte soms wel erg klein (zie ook hoofdstuk 5). Het is voortdurend balanceren tussen het eigenbelang, het belang van de groep en het maatschappelijk belang. Toch moeten er besluiten vallen en keuzes worden gemaakt.

De praktijk in de zorgsector, maar ook in andere publieke sectoren, laat zien dat we lang blijven hangen in het individuele belang (of groepsbelang). Pas als de spanning hoog is opgelopen en er een gezamenlijk urgentiegevoel ontstaat, zijn de partijen bereid om water bij de wijn te doen. Vaak wordt dan het maatschappelijke of algemene belang gehanteerd om de terugtocht voor de achterban acceptabel te maken; 'we moeten toch verder...' Je ziet dit in de CAO-onderhandelingen, in de discussies in de verschillende ZBO's (zelfstandige bestuursorganen) en ook in de afspraken tussen management en professionals.

> ▼ *Tijdens een spelsimulatie over het huisartsentekort in de eerste lijn poneerde een van de deelnemers tijdens de evaluatie de stelling: Urgentie is dé oplossing. Pas als de urgentie hoog is, kunnen partijen in de eerste lijn boven het eigenbelang uitstijgen en wordt het patroon van naar elkaar blijven kijken doorbroken.*

Urgentie helpt, dat zien we ook in de directe zorg. Op het moment dat een ziektegeval een spoedgeval wordt, vallen er barrières weg en gaan er hokjes open. De verschillende professionals vinden elkaar, het belang is duidelijk, er is een acute patiëntensituatie die om collectieve actie vraagt. Dan laat de zorg zich van zijn beste zijde zien!

Complicerende factor 4: Verschillende talen, rationaliteiten en geliefde werelden

Op de diverse speelvelden wordt een eigen taal gesproken en bestaan eigen gebruiken en rituelen en dat kleurt de verschillende spelers (beroepsgroepen, managers, beleidsmedewerkers, politici enz.). In de politieke arena, waar de spelregels voor de sector worden ontworpen, zijn deals gebruikelijk en noodzakelijk, maar de professional in de spreekkamer kan niet 'dealen' met zijn zorg. De manager houdt een bedrijfseconomisch goed onderbouwd verhaal, maar zegt in de taal van de professional allemaal verkeerde dingen. In het Haagse debat wordt gemakkelijk gesproken over efficiencykortingen op de budgetten van de ziekenhuizen. Het gaat dan vaak om kleine en anonieme percentages. Maar in het ziekenhuis en zeker in de spreekkamer is dit concreet geld en dat moet omgezet worden in interventies in de zorg.

> *Tijdens een gesprek in een landelijke commissie die zicht buigt over een van de vele problemen in de zorgsector, vertelt een ambtenaar dat zij al enkele jaren beleidsvoorstellen vergezeld doen gaan van een paragraaf over de financiële implicaties van de voorstellen. 'Maar', zegt hij, 'wat denk je dat in het debat in de Tweede Kamer meer impact heeft, 5 miljoen extra kosten of de vraag of mevrouw Jansen 5 minuten eerder bij het ziekenhuis kan zijn?'*

Er zijn niet alleen verschillende talen, ook wat men gelooft is van belang in de benadering van de zorgsector. Het bekende beeld is dat van de man met de hamer, die overal spijkers ziet. Checkland en Scholes (1999) introduceren hiervoor het begrip 'weltanschauung'. Hoebeke zegt het misschien nog mooier als hij spreekt over geliefde werelden: 'de werkelijkheid zoals we die graag waarnemen en dus voor waar nemen' (Hoebeke, nog niet gepubl.). In spelsimulaties met deelnemers uit de zorgsector, bijvoorbeeld over de zorginkoop door de verzekeraar, zijn duidelijke voorbeelden van verschillende geliefde werelden te zien.

> *De onderhandelaar van de verzekeraar schuift aan bij de ziekenhuisdelegatie. Tot zijn verbazing treft hij aan de andere kant van de tafel ook een vertegenwoordiger van de patiëntenbeweging. Tegen het samenspel van zorgaanbieder en patiënt heeft hij geen schijn van kans. Hij gaat terug naar zijn tafel en daar ontstaat een boos en verwarrend gesprek met zijn collega's. Wat deed die patiënt daar aan tafel aan de kant van de aanbieder? Wij zijn toch de vertegenwoordiger van die patiënt. Als die ergens aanschuift zou dat bij ons moeten zijn!*

Ook in de Haagse arena zijn de geliefde werelden een bepalende factor in het debat. De ene politicus gelooft oprecht in de heilzame werking van de markt en de ander vertrouwt veel meer op de overheid.

In de zorgsector ontmoeten mensen uit verschillende werelden elkaar. Zij zijn gekleurd door de verschillende speelvelden waarop zij opereren en door hun geliefde werelden, en zullen tot een vergelijk moeten komen. Dat gebeurt in de spreekkamer, waar de dokter veel dilemma's voor ons moet oplossen, het gebeurt in de Haagse arena, waar men vanuit verschillende vertrekpunten toch een gezamenlijk besturingsarrangement moet vaststellen voor de sector, en het gebeurt voortdurend in het debat tussen manager en professional over de noodzakelijk geachte zorg en de noodzaak om de organisatie financieel gezond te houden.

2.5 Complicerende factor 5: De loden last van de vergrijzing

De Nederlandse bevolking wordt de komende vijftig jaar gemiddeld acht jaar ouder (37,5 in 2000, 45,9 in 2050).[6] De gemiddelde levensverwachting bij de geboorte zal in 2050 naar verwachting rond de 80 jaar liggen. Daardoor verschuift ook de verhouding tussen de werkende en niet-werkende bevolking, steeds minder mensen moeten voor steeds meer mensen zorgen. Hoewel de objectieve cijfers het logenstraffen, wordt de vergrijzing over het algemeen gezien als de belangrijkste oorzaak van de te verwachten kostenstijging in de zorg. Dit besef heeft de afgelopen jaren een merkbare invloed gehad op het Haagse beleid, zowel rond de zorg als ten aanzien van pensioenregelingen en de pensioengerechtigde leeftijd in Nederland. De cijfers laten zien dat behalve de vergrijzing ook de toename van de bevolking, de technologische ontwikkelingen, de kritische patiënt en de algemene stijging van de loonkosten in belangrijke mate bijdragen aan de stijgende kosten van de zorg.

Hoe dan ook, de te verwachten stijging van de kosten is verontrustend en beklemt al jaren het Haagse debat. Er zijn voortdurend zorgen over de betaalbaarheid van de toenemende zorgvraag, afgezet tegen het afnemende aantal werkenden in onze samenleving die de noodzakelijke middelen moeten opbrengen. Of deze kosten nu wel of niet tot de collectieve lasten behoren, lijkt nauwelijks relevant. De zorguitgaven vormen nu eenmaal een grote factor in de inkomenspolitiek en in de internationale concurrentiepositie van ons land en dit gegeven legt een deprimerende sluier over de zorgsector. De sector wordt opgejaagd met efficiencykortingen, pakketdiscussies en zogenoemde remgelden. Er is een voortdurend en afleidend debat over de juistheid van de gehanteerde ramingen.

Opvallend is dat in de Verenigde Staten, een land waarmee wij ons nogal eens vergelijken als het om de gezondheidszorg gaat, de vergrijzing veel minder sterk is. De gemiddelde leeftijd van de Amerikanen neemt de komende vijftig jaar met minder dan vier jaar toe. In 2050 is de gemiddelde leeftijd van de Amerikanen nog geen 40 jaar. Amerika kent de loden last van de vergrijzing dus niet, maar daar staat tegenover dat het huidige

---

[6] Bron: US censusbureau.

Amerikaanse uitgavenniveau ruim boven dat van Nederland ligt. Op termijn zal deze demografische ontwikkeling echter invloed gaan hebben op de internationale economische vergelijkingen en daardoor kan de Europese positie en ook die van Nederland zwaarder onder druk komen te staan (Kagan, 2003). De kans is groot dat de loden last dan alleen maar toe zal nemen.

Het beeld van deze loden last is overigens curieus voor een sector die op weg is naar meer marktwerking. Elke andere marktsector zou een gat in de lucht springen bij een dergelijke voorspelde stijging van de vraag naar zijn producten!

> *Onder huisartsen wordt het beeld van de huisarts als vuilnisvat van de zorgsector vaak gebruikt. Men klaagt dat veel problemen in de zorg worden afgewenteld op de huisarts. Je kunt er ook anders naar kijken. Hoe zou een commercieel adviesbureau het vinden om het vuilnisvat van de sector te zijn? Geen acquisitie meer, de vragen rollen binnen en je kunt de klussen uitkiezen. Zo werkt dat voor de huisartsen en in de zorg blijkbaar niet. Zij ervaren het als een last en een miskenning van hun rol.*

2.6 Complicerende factor 6: Zorg is meer dan zorg alleen

De premiehoogte van de zorgverzekering is onderdeel van de inkomenspolitiek. De kosten van de gezondheidszorg raken de internationale concurrentiepositie van Nederland en zijn daardoor een belangrijk onderwerp voor de departementen van Economische Zaken en Financiën en van de partijen in de SER. De wachttijden van patiënten zijn tevens verzuimtijden van werknemers en daar zijn grote financiële belangen mee gemoeid. De zorg-CAO's behoren tot de grootste CAO's in Nederland en zijn een voorbeeld voor andere sectoren. De onderhandelingen voor de zorg-CAO's worden dan ook nauwlettend gevolgd. De invoering van meer marktwerking in

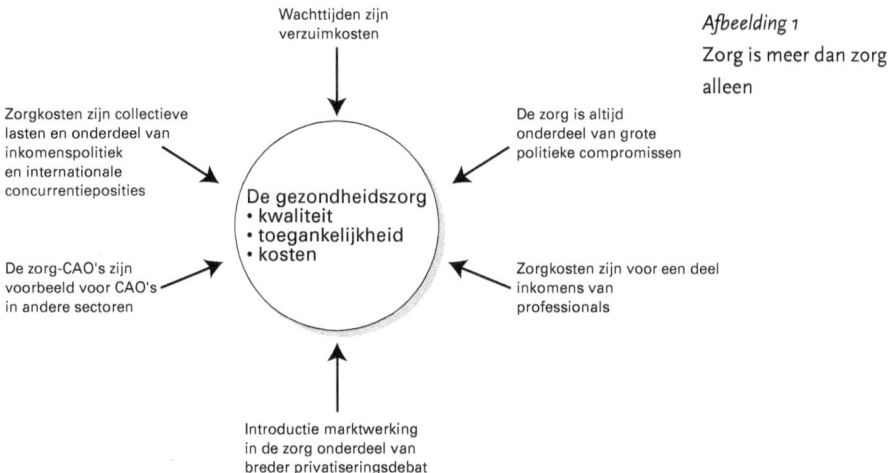

Afbeelding 1
Zorg is meer dan zorg alleen

de zorg maakt deel uit van een veel breder privatiseringsdebat in Nederland, dat betekent dat de ervaringen met Schiphol en in de energiesector van invloed kunnen worden op het debat in de zorg.

De zorg speelt altijd een rol bij kabinetsformaties en andere grote politieke afwegingen. Samen met het onderwijs en de veiligheid zit de zorg in het mandje met de maatschappelijk belangrijke, maar ook dure 'appels en peren' waarover een deal moet worden gesloten. In dat spel kan er opeens een besluit vallen dat zijn logica alleen maar vindt in het in die onderhandeling noodzakelijke compromis en niet in de zorgsector zelf.

Schematisch is dit alles weergegeven in afbeelding 1. Actoren in de zorg doen er goed aan zich deze dynamiek te realiseren en alert te zijn op ontwikkelingen in de andere arena's.

2.7 Complicerende factor 7: Het glazen huis

De gezondheidszorg is een onderdeel van het publieke domein, het zit in een glazen huis en wordt door allerlei maatschappelijke groeperingen uiterst kritisch gevolgd. Fouten en falen bereiken snel de krant en de Tweede Kamer en dan is het net voetbal, iedereen heeft er verstand van en iedereen vindt ook dat hij er wat van mag zeggen.

> *Een ambtenaar van VWS houdt op een congres een heldere inleiding waarin hij uitlegt welke stappen allemaal nog gezet moeten worden om de beoogde veranderingen in de zorgsector te realiseren. Hij eindigt zijn betoog met de opmerking: 'En dat alles moet zonder fouten gebeuren.' De zaal veert op. Het is toch onmogelijk een dergelijk veranderingsproces foutloos te doen. Alle theorieën over veranderingen gaan er toch van uit dat je van fouten kunt en moet mogen leren.*

Toch had de ambtenaar wel gelijk. Van alle kanten, niet alleen vanuit patiëntenbelangen en door partijen in het zorgveld, maar ook door collega-afdelingen op het eigen ministerie en door aanpalende ministeries wordt uiterst kritisch gekeken naar veranderingen in de zorgsector en zij trekken schielijk aan de bel als hun belangen worden geraakt. En dan is er altijd wel een gewillig oor in de politiek of in de pers dat dit signaal oppakt en naar buiten brengt. Dit is geen omgeving om gemakkelijk veranderingen door te voeren. Daar is gevoel voor draagvlak, lef, bestuurlijke vaardigheid én een rechte rug voor nodig.

> *De verzuchting van een ambtenaar: 'Als een politieagent in Rotterdam op straat zijn pistool grijpt en op een menigte schiet, dan duurt het geruime tijd voor dat de minister eraan te pas komt. Eerst is er de commissaris van politie, vervolgens de burgemeester, dan eventueel nog de Commissaris van de Koningin en pas dan is de minister aan de beurt. In de gezondheidszorg is dat volstrekt anders. Er hoeft maar iemand een scheet te laten in de sector of de minister is (voelt zich) meteen aanspreekbaar. Dat levert soms een hectiek die bijna niet is te managen.'*

Ook in de private sector worden fouten en zelfs blunders begaan, maar die bereiken lang niet altijd het grote publiek. Ze worden afgeschreven, in de prijs van het nieuwe product versleuteld en zo geruisloos afgewenteld op de klant.

Complicerende factor 8: Geen eenduidige incentives

Waarom zou je investeren in innovatie als je omgeving alleen maar naar de kosten kijkt en de potentiële rendementen onzichtbaar blijven? Waarom zouden verzekeraars investeren in preventie als ze niet zeker weten of de rendementen van deze inspanningen wel bij henzelf terechtkomen? De verzekerden kunnen immers gemakkelijk overstappen naar een ander. Waarom zou een verzekeraar investeren in een kritische inkoopfunctie als het nog steeds lukt om in Den Haag collectief een aanzienlijke premiestijging te bewerkstelligen? Waarom zou een ziekenhuis investeren in een kortere verpleegduur als juist de laatste verpleegdagen relatief veel opbrengen? Waar is de prikkel voor andere ziekenhuizen om te concurreren als een ziekenhuis in de regio, dat feitelijk failliet is, open wordt gehouden door overheid, verzekeraars en banken? Waarom zouden specialisten overuren maken om de wachtlijsten weg te werken als dat geen enkel effect heeft op hun beloning? Waarom zou je wachtlijsten wegwerken als je daarmee bij de politiek juist extra middelen kunt verkrijgen?

De zorgsector kent geen heldere maat die de geleverde prestaties kan meten en die kan helpen de verschillende belangen te bundelen. In het bedrijfsleven gaat het om de winst en het voortbestaan van het bedrijf op de lange termijn. In de zorg moeten er altijd meerdere heren worden gediend en bovendien veranderen de regels nogal eens. Zeker in de huidige overgangsperiode zijn de 'incentives' in de sector niet altijd even duidelijk. Mik ik bij de nieuwbouw op maximalisatie van het bouwbudget of anticipeer ik al op de aangekondigde opname van de bouwkosten in de prijsstelling en kies ik voor een concept waarin de exploitatiekosten (incl. afschrijving en rente) zo laag mogelijk zijn? Een voorbeeld uit het verleden maakt deze onvoorspelbaarheid goed zichtbaar.

> Begin jaren tachtig konden ziekenhuizen via de regeling Exploitatie Verlagende Initiatieven (EVI) versneld nieuwbouw plegen wanneer zij konden aantonen dat dit zou leiden tot een verlaging van de exploitatiekosten van het ziekenhuis. Een groot aantal Nederlandse ziekenhuizen is onder deze regeling gebouwd. Hiervoor werd telkens een exploitatieovereenkomst gesloten waarin de beoogde besparing werd ingeboekt. Parallel daaraan werd het nieuwe Functiegerichte Budgetmodel ingevoerd. De daarin gehanteerde parameters mondden uit in een 'onafhankelijk' vastgesteld budget voor de betrokken instelling. Bij juridische toetsing bleek het vaak hogere FB-budget niet gecorrigeerd te kunnen worden door de gesloten exploitatieovereenkomst. De door de EVI-maatregel beoogde verlagingen van de exploitatiekosten zijn dus niet of nauwelijks geïncasseerd.

Dit gebrek aan houvast maakt het besturen van zorgorganisaties lastig, de sommetjes moeten voortdurend opnieuw worden gemaakt als er weer een andere invalshoek bij komt, en de belangen van de verschillende spelers kunnen zeer uiteenlopen.

De zorgsector wordt nogal eens gebrek aan innovatie verweten. In een Amerikaans artikel, 'Will disruptive innovations cure health care?' (Christensen, Bohmer & Kenagy, 2000), wordt dit cru verwoord: 'Enabling less expensive people to do things that were previously unimaginable has been one of the fundamental engines of economic progress and the established health care institutions have fought that engine tooth and nail.'

In dit artikel wordt vooral gewezen op de remmende werking van de verschillende (soms tegengestelde) deelbelangen in de sector, maar daaronder ligt ook de onzekerheid of het rendement van de innovatie wel kan worden geïncasseerd door de uitvinder en de investeerder. De uitvinder wordt gestimuleerd door zijn nieuwsgierigheid en professionele betrokkenheid, maar ook door de mogelijke revenuen van zijn inspanningen in erkenning of geld. De investeerder (ziekenhuisbestuurder, verzekeraar enz.) is behalve in het kwalitatieve rendement natuurlijk geïnteresseerd in het financiële rendement. En daar laat de zorgsector hem nogal eens in de steek. De tegenstelde incentives en de onduidelijke levensduur van de bestaande prikkels in het financieringssysteem bieden hem te weinig houvast en dat remt investeringen en dus innovatie.

> *In een academisch centrum wordt een nieuw instrument ontwikkeld. De prognose is dat hiermee de herhaalbezoeken bij de betreffende diagnose vrijwel geëlimineerd kunnen worden. Het betekent een kwaliteitsverbetering voor de patiënt en op de lange termijn ook een potentiële besparing in de behandeling. Het instrument is wel een stuk duurder dan het bestaande hulpmiddel. In het academisch centrum wordt hiervoor een 'potje' gevonden, maar in het algemene ziekenhuis waarmee nauw wordt samengewerkt, lukt dat niet. De verzekeraar zegt dat het nog geen erkende ingreep is en dat hiervoor geen middelen vrij te maken zijn. In alle gesprekken praat niemand over de mogelijke besparingen van deze innovatie.*

2.9 Complicerende factor 9: Where does the buck stop?

Wie is de baas in de zorgsector? De overheid wil terugtreden, de verzekeraars hebben hun beoogde regisseursrol nog niet echt omarmd en de patiënt staat wel centraal, maar heeft het echt niet voor het zeggen in de zorg.

> *Welke partij kan bij een slechte performance een ziekenhuis sluiten of failliet verklaren? Er zijn een aantal serieuze kandidaten. Het ministerie beheert de erkenning en zou die kunnen intrekken, maar op grond van welk argument? De verzekeraar heeft een contract met het ziekenhuis en zou dit kunnen opzeggen, maar gezien de in 2004 wettelijk vastgelegde contracteerplicht is dat nog niet zo eenvoudig. De inspectie kan ingrijpen op basis van de kwaliteit van zorg, maar moet dan wel een stevige casus hebben. De*

> bank kan zijn leningen intrekken, maar zal zich realiseren dat hij waarschijnlijk meer belang heeft bij het openhouden van de tent. Wie is er dan nog over? O ja, de Raad van Toezicht. Die zou vanuit haar maatschappelijke verantwoordelijkheid... Maar is het reëel om dat te verwachten? Zouden de Raad van Toezicht en de Raad van Bestuur dit kunnen uitleggen aan de medewerkers en de patiënten van het ziekenhuis?

Het lijkt een spelletje zwartepieten. Iedereen aarzelt om een daad te stellen en schrikt terug voor de bijbehorende verantwoordelijkheid en de negatieve reacties van het publiek, de media of de politiek. Het lijkt soms wel alsof de echt belangrijke besluiten alleen nog genomen worden door de rechter, die steeds vaker wordt ingeschakeld in de zorg. Die besluiten hebben dan opeens een enorme impact, zoals in het verleden is gebeurd met de wachtlijsten in de AWBZ.

Deze onduidelijkheid helpt niet bij het bepalen van de strategie van een instelling. Waar en met wie moet je rekening houden?

2.10 Implicaties voor spelontwerp en speluitvoering

Wat zijn nu de implicaties van de beschreven complicerende factoren? Wat betekenen ze voor het spelontwerp (het besturingsconcept) of de speluitvoering door de betrokkenen?

2.10.1 Implicaties voor het spelontwerp

De eerste zeven factoren zijn vooral contextvariabelen, waarop ontwerpkeuzes (regelgeving) weinig of geen invloed hebben. De Haagse arena kan de loden last van de vergrijzing misschien wel enigszins verlichten door met ramingen te werken die echt recht doen aan de te voorspellen stijging van kosten en die niet worden gedomineerd door de logica van stabiliteitspacten in Europa en andere macro-economische overwegingen. Dat zou ruimte geven. Nu wordt deze zwarte piet vaak bij de zorgsector neergelegd, met alle stress die daarbij hoort. Maar voor de rest zijn deze aspecten gegevens waarmee de ontwerpers, de beleidsmakers rekening moeten houden. Dat vraagt aandacht en verdieping. Het is verstandig om in het ontwerpproces leer- en oefentijd in te bouwen. Door de voorgenomen maatregelen te testen, kunnen ook de onbedoelde effecten voorafgaande aan de invoering zichtbaar worden. Dit is mede van belang vanwege het glazen huis waardoor er in de praktijk weinig ruimte is om te leren.

> ▼ Bij de eerste signalen in de jaren negentig van de vorige eeuw dat de toegestane marktwerking in de thuiszorg ook onbedoelde negatieve neveneffecten genereerde, werd in de pers en in de Tweede Kamer aan de bel getrokken en de minister reageerde ouderwets, met corrigerende regelgeving. Er was geen ruimte om te leren.

De laatste twee factoren lijken beter te beïnvloeden. De verwarring over de incentives in het systeem en de onduidelijkheid over wie nu waarover gaat, zijn uiteindelijk gevolgen van de ontwerpbeslissingen van beleidsmakers. Dat zou dus beter moeten kunnen. In de volgende twee hoofdstukken wordt dieper ingegaan op deze twee factoren.

2.10.2 Implicaties voor de speluitvoering

De meeste complicerende factoren zijn niet weg te organiseren door een beter ontwerp. De spelers zullen ermee om moeten kunnen gaan, want 'makkelijker kunnen we het niet maken'. Het is een lastig spel en dat vraagt dus veel van de spelers. Goede selectie (op alle niveaus!) en waar nodig training en aandacht voor het opbouwen van relevante ervaring zijn cruciaal voor een goede uitvoering. Er zijn natuurtalenten, die geboren lijken te zijn met de eigenschappen om effectief te kunnen opereren in deze omgeving, en er zijn mensen die zich hier altijd onwennig zullen voelen, maar voor de grote middengroep loont het om te investeren in de noodzakelijke vaardigheden en ervaring. Dit is van des te groter belang nu de zorgsector in een overgangsfase zit en er voor de meer marktgerichte omgeving nieuwe competenties, ervaringen en vaardigheden nodig zijn. Het kan zeker nuttig zijn om die van buiten de sector te halen omdat daar meer ervaring is opgebouwd met de markt, maar dan moet er tegelijkertijd voor worden gezorgd dat het gevoel voor de moeren en bouten van de zorgsector niet verloren gaat.

Door het toenemende belang van economische en maatschappelijke afwegingen rond de zorgverlening komen er steeds meer niet-professionals op bestuurlijke plekken in de zorg. De nog wel actieve professionals (als stafvoorzitter, als onderhandelaar, enzovoort) moeten soms worstelen om zich staande te houden in het bestuurlijke geweld. Dit is een begrijpelijke ontwikkeling, maar ook een gemis in een sector waar het professionele gezag ten opzichte van collega's nog steeds een belangrijke sturende factor kan zijn. Het zou goed zijn wanneer de verschillende beroepsgroepen dit punt (nog) hoger op de agenda zouden zetten. De gedachte achter het Orion-programma[7] van de verpleegkundigen was hiervan een klein, maar in potentie krachtig voorbeeld.

Een ander aspect in het kader van de uitvoering is dat de verschillende spelers (overheid, verzekeraars, industrie, media, professionals enz.) zich veel bewuster zouden kunnen zijn van de bijdrage die zij zelf leveren aan het opkloppen van de verwachtingen rondom de zorg. Zij zouden veel explicieter dan nu ook de andere kant van de dilemma's en de pluswoorden kunnen laten zien. De door hen gemaakte keuzes zijn altijd een weging tussen positieve en negatieve effecten. Door in de presentatie alleen de positieve aspecten te benadrukken wordt er mogelijk in de media en in de Haagse

---

[7] In het onlangs gestopte Orion-programma werden veelbelovende verpleegkundigen voorbereid op bestuurlijke posities in de zorg. Een belangrijk onderdeel van het programma is een soort meester-gezelrelatie met een ervaren collega.

arena nog wel gescoord, maar voor de betrokkenen in het veld en voor de cliënten/patiënten neemt de geloofwaardigheid af, zeker als later de negatieve aspecten alsnog voelbaar worden. Het huidige kabinet propageert de eigen verantwoordelijkheid van de burgers en de centrale plaats van de patiënt/cliënt in de zorg. Dan moeten ze wel goed en transparant worden geïnformeerd. Wanneer nemen de spelers ook hierin hun verantwoordelijkheid?

In de volgende hoofdstukken wordt dieper ingegaan op de vaardigheden en methodieken die kunnen helpen bij de speluitvoering in de zorgsector.

2.11 Het commitment van de werkers in de zorg

De hier geschetste complexiteit in de zorg en de voortdurende beleidswijzigingen waarop men moet inspelen, maken het te spelen spel instabiel en onvoorspelbaar. Gelukkig voor de directe zorgverlening, waar het uiteindelijk allemaal om gaat, wordt deze instabiliteit vaak gecompenseerd door het commitment en de betrokkenheid van de professionals in de directe zorg.

> *Een directielid van een grote zorginstelling neemt afscheid na een moeizame periode. In zijn speech vergelijkt hij de organisatie met een olietanker en presenteert dat als een geruststellend beeld. 'Wij kunnen heel wat afklooien op de brug, voordat dit schip echt van zijn koers raakt.' Vervolgens bedankt hij de medewerkers voor de inzet in de afgelopen moeilijke periode.*

Dit beeld is vergelijkbaar met de situatie in het onderwijs. Er moet veel gebeuren in en rond een schoolorganisatie voordat een docent zijn of haar klas in de steek laat. Deze betrokkenheid en toewijding zijn onmisbaar en gelukkig kunnen we daar zowel in het onderwijs als in de zorg vaak op terugvallen. Maar betrokkenheid en toewijding maken je ook kwetsbaar. De ongemaktolerantie van medewerkers in deze sectoren is hoog en roofbouw ligt op de loer.

3   Balanceren in de hybriditeit

Ze weten niet of ze aan het voetballen of aan het hockeyen zijn

3.1   Tussen markt en overheid

Met bovenstaande, enigszins gefrustreerde kreet kwam een collega eens de afdeling op lopen. Mij is niet bijgebleven waar hij toen op doelde, maar de uitspraak is wel blijven hangen door de associatie met de zorgsector en de verwarring over het spel dat daar moet worden gespeeld. Al sinds de commissie-Dekker (1987) wordt er gesproken over de heilzame werking van de markt. Deregulering, een terugtredende overheid en een nieuwe, prominentere rol van de zorgverzekeraar staan al jaren op de agenda. In het verlengde daarvan is men in de jaren negentig van de vorige eeuw het bijpassende instrumentarium gaan creëren. Alle deelsectoren buigen zich of hebben zich gebogen over nieuwe producttyperingen, bij de ziekenhuizen en ook in de psychiatrie streeft men met de DBC's naar een systeem van 'output-pricing', men werkt aan het afschaffen van de contracteerplicht van zorgverzekeraars en zorgkantoren, de NMa is in stelling gebracht, private investeerders kijken met toenemende belangstelling naar deze sector, de banken kondigen aan de risicotoeslagen te verhogen en dit lijstje is gemakkelijk langer te maken. De geest van de markt is duidelijk uit de fles en in de sector heerst het gevoel dat het nu echt gaat gebeuren.

Anno 2004 moet worden geconstateerd dat er wel voortgang is geboekt, maar dat er van breed ingevoerde marktwerking en deregulering nog geen sprake is. De overheid is nog steeds prominent aanwezig en de recente kostenstijgingen roepen oude reflexen op van overheidsingrijpen, kostenbeheersing en pakketverkleining. Waarom blijft deze onduidelijkheid en tweeslachtigheid zo lang voortduren?

> ▼ *In een interview in de Volkskrant (augustus 2003) naar aanleiding van haar proefschrift over marktwerking in de thuiszorg wijst mevrouw Breedveld op de tweeslachtigheid van het overheidsoptreden. 'De overheid zit op twee sporen: marktwerking én samenwerking. Ze moedigt tegenwoordig allerlei zorgverleners, van thuiszorg tot verpleeghuis, aan om gezamenlijk ketenzorg te leveren in het belang van de patiënt. Maar als je tegelijk de concurrentie wilt bevorderen, komt de relatie tussen de verschillende schakels in de keten onder druk te staan.'*

De zorgsector balanceert tussen de markt en overheidsregulering. We hebben daar in ons polderlandschap inmiddels ook mooie woorden voor bedacht. 'Maatschappelijk ondernemen in een gereguleerde markt', zijn de Haagse toverwoorden van de laatste jaren. Het lijkt een poging het beste van twee werelden te verenigen. Vooralsnog leidt het in de gezondheidszorg voor het instellingsmanagement, voor de verzekeraars en ook voor de overheid zelf, tot lastige dilemma's, tegenstrijdigheden en (nog) weinig houvast.

Hoe komt het dat we blijven hangen in deze balanceeract en wat zijn de implicaties daarvan? Het gedachtegoed van Jane Jacobs is op dat terrein een 'eye-opener'. In haar boek *Systems of survival* (Jacobs, 1992) presenteert zij een verrassende kijk op dit spanningsveld door te wijzen op de onderliggende waardesystemen van het publieke en het private domein. Wij willen een zorgsector waarin ondernemerszin en maatschappelijke verantwoordelijkheid in een goede balans samenkomen. Jacobs laat zien hoe lastig dit kan zijn. Zij wijst in haar boek op de gevaren die ontstaan wanneer de twee waardesystemen ongecontroleerd met elkaar gaan interfereren en praat dan over 'monstrous hybrids', die soms verrassend veel lijken op de huidige werkelijkheid in de zorg.

Guardians en commercials

Jacobs onderscheidt het 'guardian syndrome' en het 'commercial syndrome'. Voor het gemak zou je kunnen zeggen dat het guardian syndroom opgeld doet in de publieke sector (leger, politie, ministeries, rechterlijke macht) en dat het commercial syndroom dominant is in de private sector (handel, productie van goederen en diensten). Opvallend is dat ook in grotere en al lang bestaande bedrijven, zoals Philips en Shell (zeker in het verleden), veel elementen van het guardian syndroom te herkennen zijn.

Een 'syndrome' is een consistent normen- en waardesysteem, dat het gedrag van mensen op hun werkplek en in het onderlinge verkeer bepaalt. Zo weten mensen wat geaccepteerd gedrag is en wat niet. De beide syndromen hebben elkaar nodig. Een moderne samenleving kan niet zonder een regulerende en beschermende overheid, terwijl de marktsector nodig is om een effectieve economische huishouding in stand te houden die de middelen genereert (via de belastingen) waarmee de overheid haar taken kan vervullen. Jacobs onderscheidt slechts twee syndromen en ze voert dat terug op het gegeven dat er ook maar twee fundamentele manieren zijn waarop de mens in zijn levensonderhoud voorziet: 'taking' en 'trading', nemen en ruilen.

Hierna worden enkele door Jacobs beschreven kerngedragingen (passend gedrag) van de beide syndromen naar voren gehaald om een beeld te geven van de beide syndromen. Af en toe kijken we hierbij al met een schuin oog naar de zorgsector.

Het commercial syndroom

Sluit vrijwillige overeenkomsten   In het commercial syndrome gaan partijen vrijwillig overeenkomsten aan. Als geweld of dwang een transactie beheerst, is er geen sprake meer van handel, maar van 'taking by force'. De overeenkomsten in de gezondheidszorg zijn maar voor een deel vrijwillig. De kaders zijn vaak zeer dwingend. Denk bijvoorbeeld aan de contracteerplicht van de verzekeraar.
Respecteer contracten   Op contracten en daarin aangegane verplichtingen moet je kunnen bouwen. Hoe betrouwbaar is de overheid als contractpartner in de zorg?
Concurreer   Concurrentie is nuttig en nodig als prikkel om effectieve keuzen te kunnen maken. Die keuzemogelijkheden moeten er dan wel zijn. In de gezondheidszorg zijn hiervoor nog (te) vaak belemmeringen.
Toon initiatief en ondernemingszin, wees inventief   Dit hangt samen met concurrentie. Deze eigenschappen zijn nodig om nieuwe dingen op te zetten en te bedenken en de concurrentieslag te overleven. Aan de rand van de gezondheidszorg is dit in toenemende mate zichtbaar: privé-klinieken, woonzorgcomplexen voor ouderen; private initiatieven van bestaande stichtingen, enzovoort.

Het guardian syndroom

Gehoorzaamheid en discipline, respecteer de hiërarchie   In veel overheidsorganisaties is dit aspect zeer herkenbaar en voor de medewerkers soms ook frustrerend. In een aantal gevallen (bijvoorbeeld leger en politie) is het van levensbelang.
Hou vast aan tradities, 'treasure honor', wees loyaal   Dit is herkenbaar in zijn mooie (symbolische) kant, maar ook in zijn meer roestige aspecten, waardoor vooruitgang wordt belemmerd. Verraad aan de groep is de hoogste misdaad. De geslotenheid van de zorgsector en van sommige beroepsgroepen is hier misschien een voorbeeld van.
Misleiden in het belang van de zaak mag   Jacobs noemt hier de activiteiten van spionnen en gedragingen van een leger in oorlog. Maar het is ook tot op zekere hoogte geaccepteerd dat overheidsdienaren de zaken soms iets mooier voorstellen dan ze zijn om in het landsbelang een politiek compromis te bereiken. Het jaarlijkse ritueel rond het Budgettair kader Zorg, met zijn structureel te lage inschattingen van de kosten van de zorg, was en is hiervan een mooi voorbeeld.
Neem wraak   Gedoeld wordt hier op het corrigerende optreden van de overheid: regels uitvaardigen en straffen. Hier liggen de bevoegdheden van de politie en de openbare aanklager, maar ook het optreden van de VN in brandhaarden in de wereld. Een ander voorbeeld hiervan is dat de overheid specialisten een strafkorting kan opleggen in hun tarieven.

Bijlage 1 bevat een schematisch overzicht van al de door Jacobs genoemde gedragskenmerken van beide syndromen, maar de hier genoemde elementen schetsen al een aardig beeld. Het is voorstelbaar dat iemand die is 'opgegroeid' met de waarden en gebruiken van de ene wereld, niet vanzelfsprekend goed kan functioneren in de andere. Dit is bijvoorbeeld te zien aan het wisselende succes van bestuurders die juist in deze overgangsperiode uit het bedrijfsleven worden gehaald om de zorgsector een nieuwe impuls te geven. Een begrijpelijke en mogelijk ook noodzakelijke beweging, maar wel een die om zorgvuldigheid vraagt.

Monstrous hybrids
De syndromen bepalen in zekere zin de ruimte voor regelgeving en besturingsarrangementen. Daarin zijn de syndromen kwetsbaar. Het toepassen van prikkels of beleidsinstrumenten uit het ene syndroom (passend bij daar gewenst gedrag) in het andere leidt volgens Jacobs al snel tot problemen.

> *Het belonen van politieagenten per bekeuring (een vorm van 'output pricing', passend bij het commercial syndroom) kan leiden tot uitlokking en daardoor juist tot een toename van het ongewenste gedrag waarvoor de bekeuring (straf, passend bij het guardian syndroom) is ingesteld. De evaluaties van de recente prestatiecontracten bij de Nederlandse politie laten al dergelijke effecten zien, de snelle bekeuring komt in de plaats van het nuttige gesprek.*

De zorgsector, balancerend op het snijvlak van het private en het publieke domein, is bij uitstek gevoelig voor de kernboodschap van Jacobs: het (ondoordacht) mengen van de syndromen leidt tot anomalieën, tot 'monstrous hybrids'. De beste manier om deze anomalieën te voorkomen is volgens haar de twee werelden en waardesystemen gescheiden houden ('casting'), zodat er zo min mogelijk interferentie optreedt. Een dergelijke scheiding is herkenbaar in kastensamenlevingen, waar verschillende functies zijn voorbehouden aan bepaalde groepen van de bevolking. Het risico, dat laat de geschiedenis duidelijk zien, is dat de gehanteerde scheidingen op termijn niet houdbaar blijken en ter discussie komen. Ook Jacobs realiseert zich dat zo'n scheiding in het huidige tijdsbestek niet meer haalbaar is. Zij reikt een tweede optie aan: 'knowledgeable flexibility', dat wil zeggen bewust omgaan met de verschillen. Zolang men zich bewust is van (de werking van) de beide syndromen en weet wanneer gedrag of regels moeten worden aangepast, kan het goed gaan. Ook deze weg is volgens Jacobs niet zonder gevaren. Normvervaging dreigt, bijvoorbeeld: Ik ga ook maar gebruik maken van steekpenningen, want iedereen doet het. Dat risico is gezien het debat over 'Nederland fraudeland' (voorjaar 2003) zeker niet ondenkbeeldig.

Als we met deze inzichten kijken naar de situatie in de Nederlandse zorgsector, zien we al snel dat we niet altijd 'knowledgeable' omgaan met de hybriditeit. De waarschuwingen van Jacobs zijn niet gehoord of althans niet gevolgd.
– We werken hard aan het instrumentarium voor de markt (commercial), zoals DBC's, NMa en het afschaffen van de contracteerplicht, maar blij-

ven tegelijkertijd vasthouden aan een opgelegd budgettair kader voor de zorguitgaven (guardian).
- Waarom zou de verzekeraar zich vol energie storten op de inkoopmarkt (commercial) om daar besparingen te realiseren, als hij met een goede lobby in het Haagse beleidscircuit nog steeds ruimte (dus maatschappelijke acceptatie) kan creëren voor een (collectieve) premiestijging (guardian).
- Hoe reëel is het om organisaties en instellingen de markt op te sturen (commercial) en tegelijkertijd te verwachten dat zij het maatschappelijk belang (guardian) blijven dienen? Hebben we deze discussie in de jaren zeventig van de vorige eeuw niet ook gehad rond Philips en Shell in Afrika?
- Mensen zijn verzekerd en hebben dan recht op de noodzakelijk geachte zorg. Een rechter bevestigt dat. Nu laat de overheid de sector los en laat de markt zijn werk doen (commercial). De wachtlijsten verdwijnen, maar dezelfde overheid begint te klagen dat de kosten van de AWBZ uit de hand lopen en beraad zich op interventies (guardian).
- Als de naar de markt gestuurde organisaties (commercial) zoeken naar een optimale benutting van de verschillende geldstromen, ook voor hun klanten, grijpt Den Haag wonderlijk snel naar het woord 'fraude' (guardian).
- De sector moet verzakelijken en de markt op (commercial). In de media wordt aandacht geschonken aan de hoge beloning van directeuren van ziekenhuizen; het gaat hier toch om collectieve middelen. De eerste keer wordt het signaal nog genegeerd, maar als het de tweede keer opkomt, voelt de vice-premier zich genoodzaakt daar schande van te spreken en aan te kondigen dat hij er wat aan gaat doen (guardian). Opvallend is dat in dit kader niet wordt gesproken over de salarissen van de directies van zorgverzekeraars, die toch ook die publieke middelen beheren. Blijkbaar wordt dat als een 'echte' markt gezien.

De overheid heeft vaak moeite met haar eigen rol. Nu het economisch even tegen zit, vertoont zelfs een centrum-rechts kabinet toch weer guardian gedrag door te dreigen met budgetkortingen, pakketverkleiningen, remgelden en interventies in uurlonen van specialisten en de beloning van directies. Waar is de teruggetrokken overheid en het vertrouwen in de markt (commercial)? Of zijn dit noodzakelijke ingrepen omdat de goede condities voor de markt nog niet zijn gerealiseerd? In het onderwijs is een vergelijkbaar beeld te zien.

> ▼ | *Nijs wil wildgroei nieuwe opleidingen aan banden leggen*
> *In een artikel in de Volkskrant van 13 mei 2003 uit de staatssecretaris haar bezorgdheid over de wildgroei aan nieuwe opleidingen die is opgetreden na de liberalisering van het onderwijs. 'De instellingen nemen als collectief te weinig verantwoordelijkheid om het landelijk aanbod in goede banen te leiden.' Dan moet de overheid dat maar doen, aldus deze VVD-staatssecretaris.*

3.3 De zorgsector: tussen overheid en markt

Hoewel de zorgsector al sinds jaar en dag voor het overgrote deel uit privaat georganiseerde zorginstellingen en private verzekeraars bestaat en het dominante beleidsdenken op dit moment marktgericht is, is de zorgsector ook een 'bemoeigoed', waar de overheid en de politiek moeilijk afstand van kunnen of willen nemen. Die betrokkenheid van de overheid bij de gezondheidszorg en de sociale zekerheid is in de vorige eeuw zwaar bevochten en is niet voor niets lange tijd beschouwd als een positieve verworvenheid van onze cultuur en beschaving. In het licht van die historie is het niet verwonderlijk dat de nu voorgestelde terugtrekkende beweging van diezelfde overheid niet gemakkelijk is, daar liggen veel emoties en ook het afscheid nemen van veel opgebouwde vanzelfsprekendheden onder. Vrijwel alle huidige actoren in de zorgsector zijn opgegroeid in een sector waar de overheid dominant aanwezig was en is. Dan wordt er bepaald gedrag aangeleerd en verinnerlijkt, zowel aan de kant van de overheid en de politiek als aan de kant van de actoren in het veld.

De positie van de zorgsector op het snijvlak van het publieke en private domein lijkt in de Nederlandse cultuur onvermijdelijk. Deze positie sluit bewegingen naar de ene (commercial) of de andere (guardian) kant niet uit, maar de hybriditeit zal een dominant kenmerk blijven. In de terminologie van Jacobs lijkt 'casting' (het gescheiden houden van de twee syndromen) dus geen optie voor de Nederlandse zorgsector. De poging van de commissie-Dekker in de jaren tachtig van de vorige eeuw om de zorgsector grotendeels over te hevelen naar het private domein is gestrand. Dit bleek niet haalbaar in de Nederlandse (politieke) context. Ergo, we zullen 'knowledgeable' om moeten gaan met deze hybriditeit.

Daarom is het belangrijk om iets meer gevoel te krijgen voor de feitelijke positie van de zorgsector op de as tussen het guardian en het commercial syndroom. Welke van de twee is dominant of, voor zover dat maakbaar is, willen we dominant maken? Dat kan bepalend zijn voor de regelgeving en de besturingsarrangementen, die in deze sector haalbaar zijn. Voor deze positiebepaling zijn twee criteria van belang: de aanspreekbaarheid van de overheid ten aanzien van de zorgsector en de feitelijke marktmogelijkheden én onvolkomenheden.

3.3.1 De aanspreekbaarheid van de overheid

R.J. in 't Veld onderscheidt in *Spelen met vuur* (1995) twee aspecten aan de verantwoordelijkheid van de minister. Deze kent een strafrechtelijke en een politieke component. Bij een privatisering of verzelfstandiging valt de eerste weg, maar van de politieke verantwoordelijkheid is soms moeilijker af te komen. Zeker bij een maatschappelijk gevoelig domein of functie kan de Tweede Kamer de minister nog steeds oproepen. In de gezondheidszorg is niet echt sprake van privatisering, want het ging hier altijd al over zelfstandige stichtingen en artsen als private ondernemers, maar door de veranderende regelgeving is wel eenzelfde beweging herkenbaar. Dit kan ook bij de overheid zelf leiden tot een ambivalente houding: laten wij de organisatie(s) en/of de sector nu echt los of willen wij toch nog enige greep houden en hoe doen we dat dan? De NS heeft regelmatig geklaagd over deze opstelling van de overheid en ook in de gezondheidszorg zijn er twijfels over de 'terugtrekkende overheid'.

Die ambivalentie van de overheid ten opzichte van de zorg is niet alleen zichtbaar in Nederland. In een vergelijkend onderzoek tussen de gezondheidszorgsystemen in Amerika en Engeland heeft Alain C. Enthoven (2002) gekeken naar de resultaten van de marktelementen in het Amerikaanse systeem en de pogingen om meer marktelementen te introduceren in het zorgsysteem in Engeland. In deze, ten aanzien van de effectiviteit van de markt overigens niet al te optimistische, studie is het kunnen of willen loslaten door de overheid een prominent thema. 'Will the government be able to let go? Will politicians resist making the details of health care a political issue? (...) Will the government let losers lose revenue and be forced to shrink, or will it bail them out with "extra contractual payments", inevitably at the expense of winners, thus destroying their incentives of winning?' (Enthoven, 2002).

Wanneer is de overheid nu aanspreekbaar? Zij zal zich, behoudens misschien enkele kwaliteits- en veiligheidseisen, weinig gelegen laten liggen aan de handel in fietsen en dat zal haar ook niet worden gevraagd. Maar in Nederland heeft de overheid zich wel nadrukkelijk bemoeid en ook moeten bemoeien met Fokker. Blijkbaar wordt de betrokkenheid van de overheid niet alleen bepaald door de aard van de diensten of producten, zoals zorg en onderwijs, maar zijn ook elementen zoals nationale trots of werkgelegenheid soms aanleiding voor al dan niet afgedwongen overheidsbemoeienis. Ook dat is herkenbaar in andere landen, zelfs in de veel meer marktgedreven Verenigde Staten.

> *Begin 2003 sprak ik naar aanleiding van een geplande reis naar de VS, met een piloot van American Airlines. Hij maakte zich in de barre tijden na 9/11[8] zorgen over zijn baan, maar wees hierbij ook naar de overheid. 'United (een belangrijke concurrent van American Airlines) verkeert nu al meer dan een jaar in surseance van betaling. Als "ze" (de overheid) dat bedrijf nu eens failliet laten gaan, kunnen wij weer verder.'*

De zorgsector is bij uitstek een bemoeigoed en de aanspreekbaarheid van de overheid is hoog. Dat blijkt onder meer uit het gemak waarmee elk kamerlid en elke actie- of belangengroep nog steeds de minister ter verantwoording kan roepen over het reilen en zeilen in de gezondheidszorg. In hoofdstuk 2 is in dat verband gesproken over het glazen huis. Ook al is de juridische verantwoordelijkheid van de overheid in casu de minister slechts beperkt, het lijkt zeer twijfelachtig of de politieke verantwoordelijkheid (aanspreekbaarheid) van de overheid in het nieuwe marktgerichte stelsel sterk zal afnemen.

---

[8] *Met de datum 9/11 wordt de terroristische aanslag op het World Trade Center in New York, 11 september 2001, aangeduid.*

Is deze aanspreekbaarheid maakbaar? Ambtenaren en ook woordvoerders van sommige politieke partijen verzuchten soms dat zij graag eens een minister zouden zien die gewoon 'niet thuis' gaf en de problemen door zou verwijzen naar de echte verantwoordelijken in het veld. Dan zou de overheid, in de luwte, meer kunnen toekomen aan haar eigenlijke taak, namelijk toetsen en kaders stellen. Dit zou misschien een beetje helpen, maar de kans op een rituele dans is groot. De aanspreekbaarheid van de overheid is voor een belangrijk deel verankerd in onze cultuur en het impliciete beeld dat wij hebben van de taak van de overheid. Dit is een belangrijk verschil met bijvoorbeeld de Verenigde Staten waar men voor een goede zorgverzekering sterk naar de werkgever kijkt. Ook op andere gebieden gaan de VS veel verder in het toelaten van de markt, zoals in het gevangeniswezen en het onderwijs. De maakbaarheid lijkt beperkt, al is een en ander ook in Nederland wel in beweging. De kosten zijn steeds moeilijker op te brengen en daarom wordt er steeds vaker naar 'de markt' gekeken voor oplossing. De bevolking lijkt dit soort stappen te accepteren. Tegelijkertijd zien we in de moeizame discussies rond Schiphol, de NS en de energiesector ook al weer tegenbewegingen opkomen.

Door deze aanspreekbaarheid heeft de overheid moeite zich terug te trekken, wat zij al jaren voornemens is. Zij probeert het wel, maar iedereen lijkt gewoon mee te lopen. Deze onduidelijke positie van de overheid draagt er mede toe bij dat de beoogde regisseursrol van de verzekeraars (nog) niet echt uit de verf komt.

3.3.2 Marktmogelijkheden en marktonvolkomenheden

Het tweede aspect dat belangrijk is voor de (mogelijke) positie van de zorgsector op het snijvlak van markt- en overheidsregulering, is de mate waarin het mogelijk is voor de desbetreffende diensten of producten een reële markt te creëren. Er zijn in de literatuur veel lijstjes te vinden met randvoorwaarden voor een goede marktwerking, waarvan er hierna twee kort worden aangehaald. Het eerste is een oude bekende van Porter, het tweede komt uit een recente verhandeling van Winsemius (red.): 'Naar een nieuwe maatschap Nederland' (Winsemius e.a., 2001). Porter geeft, vrij vertaald, het volgende rijtje.
– Zijn er verscheidene aanbieders en vragers?
– Hoe eenvoudig is de toetreding tot de markt?
– Zijn er substituten voorhanden?
– Is er sprake van een kritische klant?
– In hoeverre is er sprake van 'verstorende' regelgeving?

Het beeld van de zorgsector is op basis van deze criteria nog weinig positief. De bewust nagestreefde aanbodbeperking door de overheid in de laatste decennia heeft een schaarste aan aanbieders tot gevolg gehad. Ook de verschillende beroepsgroepen hebben daaraan bijgedragen via hun opleidingsbeleid en de mede door hen gestuurde instroom. De recente en nog steeds voortdurende fusiebewegingen bij de verzekeraars werken ook niet mee, het aantal zorgverzekeraars neemt snel af en de resterende kleinere verzekeraars bundelen zich in inkoopcombinaties. De toetreding tot de markt is in een aantal sectoren (huisartsen, fysiotherapeuten enzovoort) relatief eenvoudig, maar in andere sectoren (zoals ziekenhuizen) lastig vanwege de grote initiële investeringen die nodig zijn. Met het beleid gericht op ZBC's (zelfstandige behandelcentra) probeert het ministerie van VWS deze drempel te verlagen. Door de functionele omschrijvingen van de zorg wordt er wel gewerkt aan substitutiemogelijkheden, maar door de al genoemde schaarste is het effect vooralsnog beperkt. Er zijn grote vraagtekens te zetten bij de 'kritische klant' in deze sector. Misschien geldt dat nog enigszins voor de verzekerde die een polis moet uitzoeken, maar als iemand eenmaal verzekerd is en echt ziek wordt, neemt het kritische gehalte snel af en de kwetsbaarheid toe, ondanks de toenemende beschikbaarheid van informatie. Ten slotte kent de sector nog veel belemmerende regelgeving.

Winsemius beperkt zich tot drie factoren.
– Veel-op-veelrelaties; de partijen moeten aan beide zijden iets te kiezen hebben.
– Autonome spelers; voldoende informatie en ruimte om zelf te beslissen.
– De spelers moeten het marktsysteem vertrouwen.

De twee eerste factoren overlappen die van Porter, met dezelfde observaties. De derde voegt een dimensie toe, die zeker rond de zorg relevant is. Er is in het landelijk beleidsdebat weliswaar veel hoop op marktwerking, maar het vertrouwen erin blijkt telkens laag. Bij elke kleine ontsporing klinkt al snel de roep om een interventie van de overheid of neemt die 'terugtrekkende' overheid zelf al het initiatief. Ook het handhaven van het BKZ is uit te leggen als een signaal van wantrouwen jegens het corrigerend vermogen van de markt in deze sector.

Ook hier is de vraag naar de maakbaarheid reëel. Die lijkt bij de marktmogelijkheden groter dan bij de aanspreekbaarheid van de overheid en de overheid neemt hier ook duidelijke initiatieven. Het stimuleren van ZBC's en de functionele omschrijvingen in de zorg moeten leiden tot meer alternatieven voor de patiënt, het opheffen van de contracteerplicht van de verzekeraars moet hen meer keuzevrijheid bieden en de DBC's moeten reëlere verhoudingen creëren tussen klant en aanbieder. De aanbodschaarste blijft echter voorlopig nog een verstorende factor en dat geldt zeker ook voor het ontbreken van de kritische klant. De meest ongrijpbare factor is misschien wel het noodzakelijke vertrouwen van de spelers en vooral van de huidige regisseur, de overheid zelf, in de werking van de markt.

3.3.3 Positioneren in de hybriditeit

Op basis van de voorgaande overwegingen is het mogelijk de positie van een aantal maatschappelijke sectoren en/of bedrijven ten opzichte van het guardian of commercial syndroom in een schema te zetten (afbeelding 2).

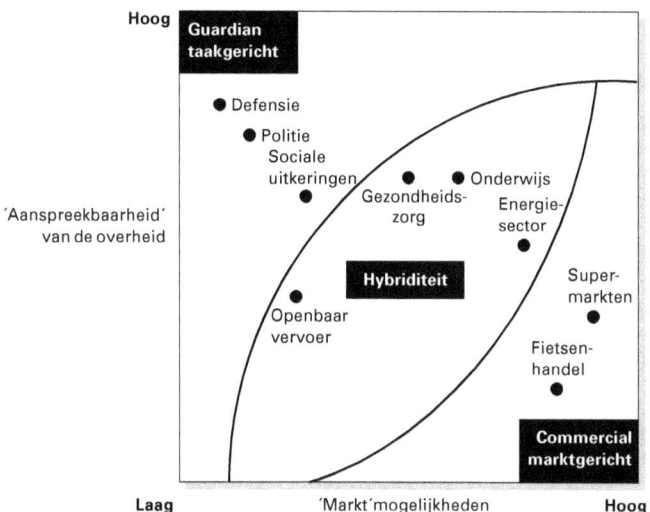

Afbeelding 2
Positionering maatschappelijke sectoren

De in figuur 2 aangegeven posities zijn tentatief en zullen bij nadere bestudering hier en daar correcties behoeven, maar door de hoge aanspreekbaarheid van de overheid en de (nog) beperkte marktmogelijkheden kan wel worden vastgesteld dat de zorgsector stevig verankerd is in het hybride domein. Gevoelsmatig lijkt de sector op dit moment zelfs (nog) dichter bij het publieke (guardian) domein te zitten dan bij het private (commercial) domein. Er is een gerichte beleidsinspanning (gericht op beide assen) voor nodig om die positie te veranderen.

3.4 Werken in een hybride omgeving

Wat betekent het om te moeten werken in een hybride omgeving? In 't Veld constateert in *Spelen met vuur* (1995) dat hybriditeit in onze samenleving een gegeven is, waar we zo goed mogelijk ('knowledgeable') mee om moeten gaan. Hij borduurt daarmee voort op de tweede oplossingsrichting van Jacobs. De kernvraag in het betoog van In 't Veld is of organisaties die zich bevinden op het snijvlak van het publieke en het private domein, culturele stabiliteit kunnen verwerven. Deze organisaties leven in twee werelden en moeten, in navolging van Jacobs, dus een middenweg zien te vinden in twee normen- en waardepatronen.

In 't Veld onderscheidt taak- en marktorganisaties. Een taakorganisatie ontvangt een opdracht of taak van een principaal (bijv. de overheid, maar het kan ook een verzekeraar zijn) en ontvangt van die principaal ook de middelen die voor de invulling van die taak nodig zijn. Een marktorganisatie is gericht op de continuïteit door de productie van goederen of diensten en de afzet daarvan aan klanten. Zij ontvangt haar inkomsten ook van die klant. Schematisch is dat te zien in afbeelding 3.

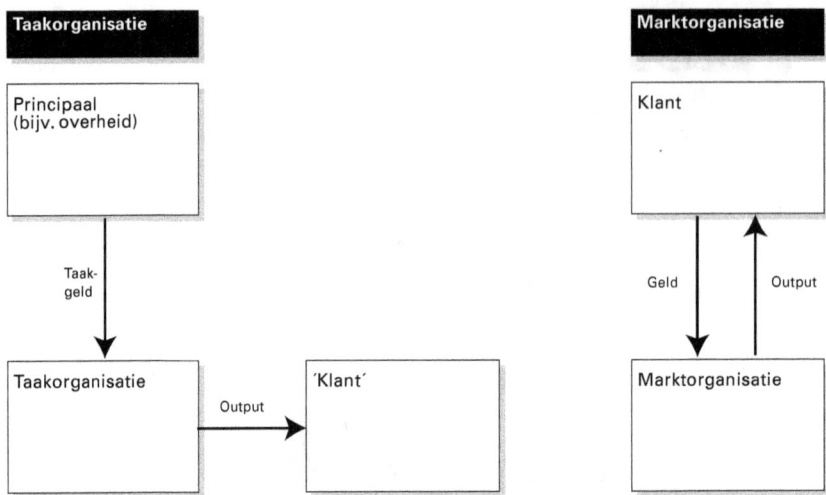

Afbeelding 3
Taak- en marktorganisaties

Taakorganisaties worden niet betaald door de klant, maar door de principaal (op basis van diens perceptie van de output). De oriëntatie van het management zal dan ook voor een (belangrijk) deel gericht zijn op de principaal en niet alleen op de klant. In de marktorganisatie vallen de klant en de principaal in feite samen. In de culturele duiding van deze organisatietypen grijpt In 't Veld naar de syndromen van Jacobs. Hij plaatst de taakorganisaties in het guardian syndroom en de marktorganisaties in het commercial syndroom.

Waar op de as tussen de gebruiker en de taakorganisatie geld en een zekere markt wordt geïntroduceerd, begint de hybriditeit. De organisatie wordt dan voor zijn financiële middelen behalve van de principaal, ook afhanke-

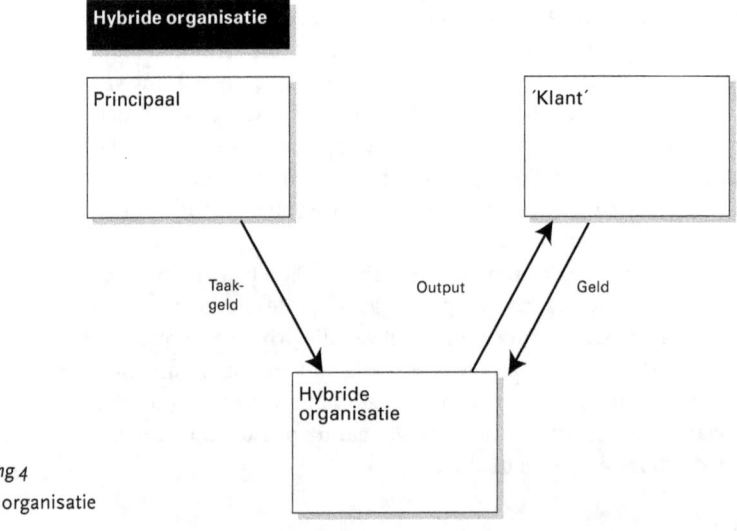

Afbeelding 4
Hybride organisatie

lijk van de gebruiker of klant. Zo ontstaat er een dubbele aansturing, zie afbeelding 4.

Wanneer we met deze afbeeldingen in het achterhoofd kijken naar de positie van zorginstellingen en verzekeraars, zijn er een paar observaties te maken.

Zorginstellingen lijken in een budgetsysteem sterk op taakorganisaties. Zij zijn voor hun inkomen sterk afhankelijk van de budgetregels van de overheid en de toepassing door de verzekeraar. Zeker bij AWBZ-instellingen, die meestal vol zijn, is de invloed van de klant op de inkomsten van de instelling beperkt. Ook in het budgetsysteem van de ziekenhuizen gaat die constatering op. Slechts een beperkt deel van het budget fluctueert met de bezoeken van klanten aan de instellingen. Met de komst van meer outputgestuurde financiering in de zorg verschuift het beeld, maar het wordt er vooralsnog niet helderder op. Er ontstaat weliswaar een veel directere relatie tussen de inkomsten van de zorgorganisatie en het bezoek van de klant, maar in veel gevallen blijft de verzekeraar een belangrijke tussenpersoon. Die kan door middel van prijsonderhandelingen de inkomsten van de zorginstelling beïnvloeden, maar hij kan ook proberen de patiëntenstromen te beïnvloeden en daardoor de inkomsten van de instelling. De zorginstelling zal zich moeten blijven oriënteren op de klant én op de verzekeraar. Bovendien is het niet uitgesloten dat ook de overheid zich opeens meldt als zij vindt dat de kosten de pan uit rijzen. De specialisten herinneren zich nog maar al te goed de tariefkortingen uit de jaren negentig van de vorige eeuw. De wetgeving voor dergelijke interventies is nog steeds intact. Afgezien van dit alles ontstaan er in alle sectoren, via het derde compartiment of door de scheiding tussen zorg en wonen in de AWBZ, steeds meer directe geldstromen tussen zorginstelling en klant. Schematisch ontstaat het beeld van afbeelding 5.

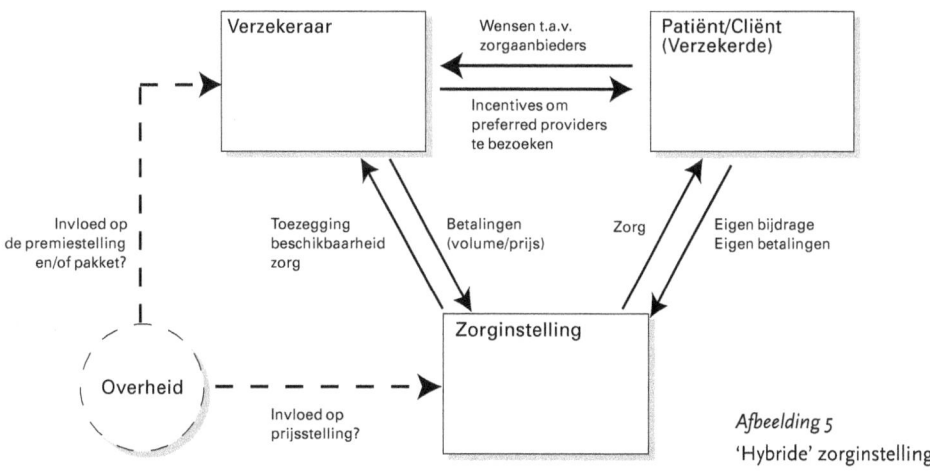

Afbeelding 5
'Hybride' zorginstelling

Ook voor de zorgverzekeraar is het beeld diffuus, zoals in afbeelding 6 te zien is. Er is zeker sprake van een markt als het gaat om de verzekerden die een zorgpolis nodig hebben. Op deze markt wordt de verzekeraar direct beloond door de klant wanneer hij een aantrekkelijk aanbod (pakket en premiestelling) heeft. Maar helemaal vrij is hij hier niet, want de overheid kijkt met een schuin oog mee. De premiehoogte is een belangrijke indicator voor de kosten van de zorg en bovendien speelt de premiehoogte een rol in het inkomensbeleid en de discussie over de concurrentiepositie van Nederland. Het BKZ is en blijft een belangrijk toetsingskader. Om zijn marges te halen moet de verzekeraar trachten zijn kosten (schadelast) binnen de perken te houden. Belangrijke instrumenten zijn hier risicoselectie, de pakketomschrijving en allerlei ingenieuze 'remregelingen'. Maar ook hier kijkt de overheid mee. Veel van deze instrumenten zijn in de zorgsector verboden of vragen een overheidsbeslissing. Dit soort beslissingen zijn van groot belang voor de financiële positie van de verzekeraar, dus die zal ongetwijfeld, al dan niet via zijn koepelorganisatie, proberen deze beslissingen gunstig te beïnvloeden en daar veel energie in steken.

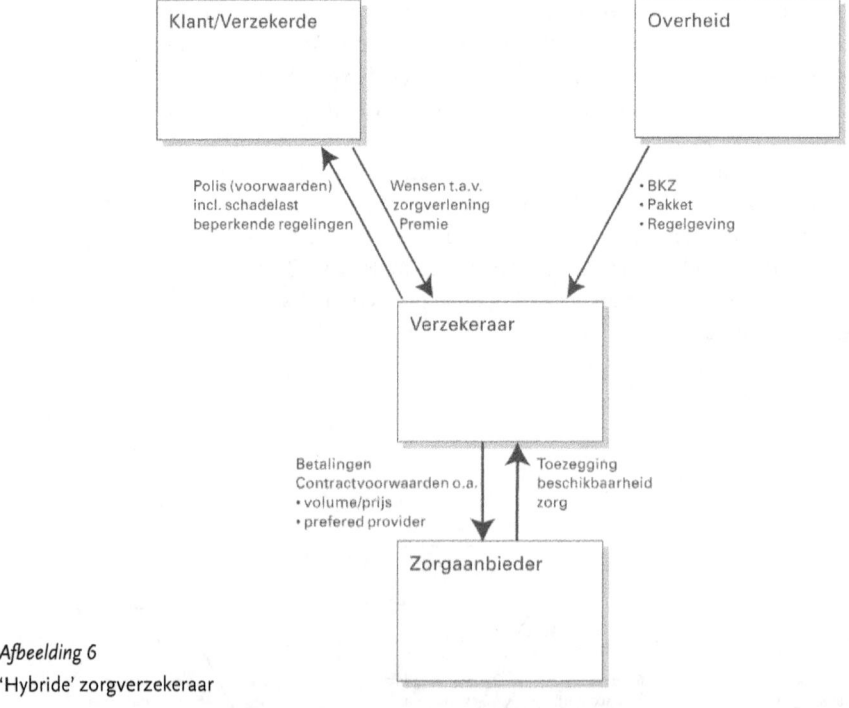

Afbeelding 6
'Hybride' zorgverzekeraar

Zowel de positie van de zorginstellingen als die van de verzekeraars vertonen alle kenmerken van een hybride situatie. Zij moeten zogezegd verschillende heren dienen en dat vraagt overzicht en handig manoeuvreren, en als het te ingewikkeld wordt een gezonde dosis opportunisme. In 't Veld (1995) wijst op een aantal risico's die zich juist in dit soort hybride omgevingen kunnen voordoen.

Economische vervuiling   Hierbij gaat het om publieke of semi-publieke organisaties die diensten gaan aanbieden die ook door private marktpartijen worden aangeboden. Hier kan kruissubsidiëring optreden. Een goed voorbeeld hiervan was het feit dat privé-klinieken uit de tarieven voor behandeling ook de huisvestingskosten moesten betalen en de ziekenhuizen niet. Een andere vorm van economische vervuiling is gedwongen winkelnering, de contracteerplicht van verzekeraars is hiervan een voorbeeld.

Perverse beïnvloeding   Dit betreft het combineren van vormen van dienstverlening die normatief of cultureel onverenigbaar worden geacht. Dit kan zich voordoen wanneer een beleidsbepalende of controlerende overheidsorganisatie (dit kan ook een ZBO[9] zijn) tevens een commerciële adviesfunctie voor dezelfde doelgroep gaat vervullen.

Double binds   In een wereld van dilemma's, zoals de zorg, zijn 'double binds' natuurlijk onvermijdelijk. De zorginstelling staat onder grote druk om op kwalitatief hoog niveau de gevraagde zorg te leveren aan alle patiënten/cliënten, terwijl de nieuwe, meer marktachtige omgeving tegelijkertijd dwingt bedrijfseconomische afwegingen te maken. Daarbij zijn het schrappen van niet-rendabele diensten en het kritisch kijken naar de kosten van kwaliteit 'normale' gedragingen. In een hybride omgeving is de kans echter groot dat de incentives in het systeem de double bind versterken. Als binnenkort de outputpricing voor ziekenhuizen echt is ingevoerd, is er een autonome prikkel tot meer productie (en waarschijnlijk hogere kosten) ingebouwd. Het is de vraag of verzekeraars en de 'kritische' klant dan voldoende tegenkracht kunnen bieden.

Centrifugale dominantie   Door het introduceren van meer marktelementen kan de aandacht voor het eigenbelang van een organisatie toenemen en dat kan ten koste gaan van het algemene belang (de taak). Eenzelfde fenomeen kan zich voordoen in een organisatie waar bijvoorbeeld het belang van een maatschap van specialisten niet altijd synchroon loopt met dat van het gehele ziekenhuis.

In 't Veld (1995) merkt ook op dat de markt de neiging heeft de taak weg te drukken. Marktactiviteiten hebben blijkbaar voor een taakomgeving iets aantrekkelijks (de wereld van Peter Stuyvesant). Dit is te herkennen aan de aandacht die het management van zorginstellingen nogal eens besteedt aan de meer commerciële activiteiten en ook aan de soms overmatige aandacht van de buitenwereld voor deze activiteiten, die vaak slechts een zeer beperkt deel van het dienstenpakket vertegenwoordigen. Het volgende voorbeeld onderstreept deze observatie van In 't Veld.

> *In een berichtje in de Amersfoortse Courant werd geklaagd dat dierenasielen zich steeds vaker profileren als pension voor huisdieren als de eigenaren er even tussenuit willen, omdat daar extra geld te verdienen is. De (gesubsidieerde) echte asieltaken komen hierdoor in de verdrukking.*

---

9   *ZBO: zelfstandig bestuursorgaan.*

Het verhaal van In 't Veld geeft een beeld van het soort risico's waar we in een hybride omgeving, in navolging van Jacobs, 'knowledgeable' mee om moeten gaan.

3.5 Vices, mode en mensen die niet van dilemma's houden

De in paragraaf 3.3 gepresenteerde positionering van de zorgsector geeft een terughoudend beeld ten aanzien van de mogelijkheden om de zorgsector naar de markt te brengen. Anno 2004 staat hiertegenover een veel positiever klinkend landelijk beleidsdebat en een optimistische minister. Het is opvallend dat in alle rapporten over de pogingen om marktwerking in de zorgsector in te voeren de bezwaren en/of te verwachten moeilijkheden breed worden uitgemeten, terwijl toch bijna al die nota's eindigen met goede hoop en vertrouwen in de toekomst. Wat meestal volgt is een actielijstje voor de beleidsmakers. De maakbaarheid van de gewenste markt wordt blijkbaar hoog ingeschat. Dit veronderstelt op de aanspreekbaarheidsas in afbeelding 2 een beweging naar beneden en/of op de marktmogelijkhedenas een beweging naar rechts. Waar komt die hoop vandaan?

Vices
Teruggrijpend op de syndromen van Jacobs lijken we op dit moment sterk te reageren op de negatieve kanten (de 'vices') van enkele waarden (de 'virtues') uit het guardian domein. 'Houd vast aan traditites' verwordt dan tot: ouderwets en niet bereid tot vernieuwing. 'Respecteer hiërarchie' en 'gehoorzaamheid en discipline' kunnen leiden tot initiatiefloosheid en weinig creativiteit. Als reactie hierop wordt als oplossing met enige gretigheid gekeken naar de positieve waarden uit het marktgerichte domein, zoals concurreer, wees inventief, toon ondernemerszin, wees spaarzaam enzovoort. Een begrijpelijke reactie, want er is ontegenzeggelijk behoefte aan meer ondernemingszin, creativiteit en innovatie in de zorgsector. Of hiervoor een overstap naar de markt de geëigende stap is, is nog wel eens de vraag. Hij is in ieder geval niet zonder risico, zoals blijkt uit de volgende observatie van Hoebeke: 'Als we van zorg een "product" maken, zal de markt voor meer ziekte gaan zorgen'.

Mode
Een andere verklaring is mode; marktwerking is gewoon 'in'. De geest van de markt waart de laatste decennia door de westerse wereld en heeft een stevige plaats gekregen in de beleidsdebatten van veel maatschappelijke sectoren. Ook politieke partijen zoals de PvdA gaan hierin ver mee vergeleken met hun standpunten van een paar decennia geleden. Deze tendens lijkt ondersteund of misschien wel geïnitieerd te zijn door de hoogconjunctuur van de jaren negentig van de vorige eeuw en het daardoor gevoede maakbaarheidsdenken. Er wordt (te) gretig gebruik gemaakt van voorbeelden uit andere maatschappelijke sectoren om de mogelijkheden van de markt te onderstrepen. Opvallend vaak wordt daarbij gewezen op de liberalisering

van het telefoonverkeer. Die zou grote voordelen voor de klant hebben opgeleverd, terwijl je je af kunt vragen in hoeverre dat het gevolg is van de liberalisering of van de razendsnelle technologische ontwikkelingen in deze sector.

Het lastige is dat een mode moeilijk rationeel te becommentariëren is. Dat geldt nu voor marktwerking, maar dat gold in het verleden waarschijnlijk ook voor het pleidooi voor meer overheidsinvloed. Een kritisch geluid, zelfs al is dat niet gericht tegen het principe van marktwerking, maar op de condities waaronder die kan plaatsvinden, wordt al gauw afgedaan als remmen in vaste dienst en daar is bij de overtuigden weinig eer mee te behalen. In de tijd van de minirok kwam je, als je in het frisse voorjaar een lange rok bleef dragen, ook niet weg met het argument dat dit toch veel warmer en comfortabeler was.

Mode gaat ook weer voorbij. Hoe moeten we in dit verband de aarzelingen ten aanzien van de energiesector en rond de privatisering van Schiphol interpreteren? Staan die op zichzelf of zijn dit de eerste tekenen van een kentering in de mode?

Mensen houden niet van dilemma's
Volgens Hoebeke (2004) houden mensen en dus ook overheden niet van dilemma's. Dit is een derde verklaring. De zorgsector kent een groeiend kerndilemma: goede zorg versus betaalbare zorg. De overheid probeert al jaren te schipperen tussen deze twee uitgangspunten, maar onder de druk van enkele spraakmakende rechtszaken in de AWBZ, de toenemende vergrijzing en de tegenvallende economie neemt de spanning toe. Men komt er steeds moeilijker uit. Tijd dus om het anders te gaan doen en het dilemma door te schuiven naar de zelfregulerende markt. In dat kader is het niet onbegrijpelijk dat de oude situatie, die jarenlang goed heeft gefunctioneerd, de laatste tijd wordt aangeduid als Russische toestanden. Door de bestaande situatie wat zwarter te kleuren wordt immers het draagvlak voor een (onzeker) alternatief groter.

Wat ook de echte verklaring is, de beweging in de richting van de markt is op dit moment onvermijdelijk. Een fundamenteel waarheidsdebat over de positionering van de zorg, in de markt of onder regie van de overheid, lijkt weinig zinvol. Dat zou waarschijnlijk alleen maar tot vertraging leiden en de sector alleen maar langer in een overgangssituatie houden en dat is voor niemand goed. Beleidsmakers en werkers in de zorg moeten wel alert zijn op de complicaties van de onvermijdelijke hybriditeit en op het feit dat de slinger tussen markt en overheid ook weer de andere kant op kan bewegen. We maken geen afspraken voor de eeuwigheid.

3.6 Implicaties voor spelontwerp en speluitvoering

Wat betekenen de voorgaande beschouwingen nu voor het ontwerp van het spel en voor de speluitvoering?

3.6.1 Implicaties voor het spelontwerp

In de beschreven hybride omgeving en gegeven het momenteel dominante marktdenken, moeten er goede besturingsarrangementen worden ontworpen. Hoe voorkomen we hierbij de 'monstrous hybrids' van Jacobs? Op basis van de beschouwingen in dit hoofdstuk zijn hierna drie suggesties geformuleerd. Belangrijk is dat de onderliggende dilemma's worden onderkend en niet worden weggepraat. Dat leidt namelijk gemakkelijk tot beleid dat is gebaseerd op 'gehoopt gedrag'.

Maak het klein: deelmarkten
De zorgsector kent een grote diversiteit, met vele deelsectoren die ieder een eigen dynamiek en context kennen. Het is lastig om voor die grote diversiteit een gelijkluidend besturingsarrangement te creëren. Wanneer een onderscheid wordt gemaakt in coherente deelsectoren, ontstaat er meer speelruimte. Per deelsector kan dan een ander arrangement worden ontworpen. We kenden al het onderscheid tussen de AWBZ en het deel van de zorg dat wordt gefinancierd vanuit de ziekenfondswet en de particuliere verzekeringen. De recentere pogingen van de overheid om het denken in deelmarkten te introduceren passen goed in dit beeld. Door het geheel op te knippen in gedeelten blijken dilemma's vaak beter hanteerbaar te worden. Dat is bijvoorbeeld ook te merken bij de bouw van een ziekenhuis.

> *Het ontwerpen van een ziekenhuis is altijd een strijd tussen het belang van de patiënt, het belang van een passende werkomgeving voor de (schaarse) professionals en de gewenste efficiency. Wie staat er nu centraal? De oplossing is knippen. Bij het ontwerp van de poliklinieken en de ondersteunende diagnostische afdelingen is het perspectief van de patiënt dominant, terwijl bij het ontwerp van de OK-complexen de wensen van de professionals veel meer centraal kunnen worden gesteld. Natuurlijk blijven er in deze benadering grensgebieden over, maar voor grote delen van het ziekenhuis wordt het ontwerp door deze deelbenadering vergemakkelijkt.*

Belangrijk voor het ontwerp van een besturingsarrangement is de positie van de verschillende deelsectoren in het schema van afbeelding 2. Dat bepaalt de dominantie van de taak- of marktomgeving. In afbeelding 7 zijn de verschillende deelsectoren in de zorg tentatief gepositioneerd in dit zelfde schema en dan blijkt dat ze inderdaad heel verschillende posities innemen ten opzichte van het guardian domein en het commercial domein.

Hoewel de aanspreekbaarheid van de overheid in het algemeen (nog) hoog is in de zorgsector, zijn er toch enkele delen (bijv. de cosmetische chirurgie en de tandheelkunde) waar de overheid duidelijk wat meer afstand kan nemen en dat ook durft. Daarmee komen deze twee deelsectoren dichtbij of misschien wel in het commercial syndrome.

Ten aanzien van de marktmogelijkheden is het beeld gevarieerder. De ziekenhuissector kent een hoge toetredingsdrempel, doordat de initiële investering extreem groot is en bovendien is er op dit moment nog sprake

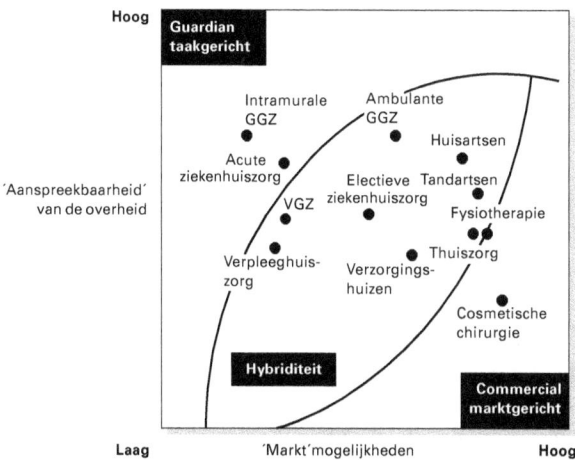

Afbeelding 7
Positionering deelsectoren

van beperkende planningswetgeving. Gelet op de spreiding van ziekenhuizen zijn er veel regio's waar het ziekenhuis in feite monopolist is, er zijn geen andere aanbieders. Wel zijn er voor een deel van de ziekenhuiszorg alternatieven in de vorm van privé-klinieken of ZBC's en volgens sommigen is dat deel in potentie veel groter dan nu wordt gedacht. Deze deelsector zit nog ver af van het commercial syndrome, al zou je kunnen bedenken dat delen van de ziekenhuiszorg wel kunnen opschuiven. In de thuiszorg is de toetredingsdrempel laag, er zijn verscheidene aanbieders en er zijn ook substitutiemogelijkheden. De belangrijkste drempel voor een goede markt lijkt hier de aanwezigheid van beperkende regelgeving en misschien de schaarste aan personeel. Maar daar is wel wat te doen. De huisartsenzorg heeft redelijk goede marktmogelijkheden en zit dus ook rechts in het schema. Net als bij de thuiszorg is de toetredingsdrempel laag en er lijkt op dit niveau ook wel sprake van een kritische klant. De grote marktbelemmering is hier de schaarste. De huisartsenzorg ligt politiek echter zeer gevoelig, dat blijkt onder meer uit de recente voorstellen voor een eigen bijdrage of eigen risico voor de huisartsenzorg. De aanspreekbaarheid van de overheid is hier hoog en dat belemmert de beweging naar het commercial syndroom.

De hoop is dat er per deelsector een eenduidiger beeld ontstaat over de positionering op de assen 'guardian' en 'commercial', waardoor ook een beter gevoel ontstaat voor het gedrag en het instrumentarium dat bruikbaar is. Daarmee ontstaat ruimte om een consistent besturingsarrangement te maken. Belangrijk is wel dat de te kiezen besturingsregimes voor aanpalende sectoren in het moderne 'ketendenken' niet te veel uiteen mogen lopen en dat beperkt weer de flexibiliteit van een deelmarktbenadering. Het is ook de vraag of de nu gangbare deelmarkten, de ziekenhuiszorg, de verpleeghuiszorg, de fysiotherapeutische zorg enzovoort, geschikt zijn voor deze benadering. Waarschijnlijk zal het nodig zijn om tot een nieuwe clustering van de zorg te komen. Die clustering dient gebaseerd te zijn op logische patiëntenstromen, zodat die patiëntenstromen zich voor een groot deel in een cluster c.q. deelmarkt afspelen en lastige 'grensconflicten' voorkomen worden. Dit debat is vergelijkbaar met dat rond de clustering in ziekenhuizen.

Overheid kies positie!
De overheid is zeker in een hybride omgeving vaak onvoorspelbaar en volgens sommigen ook onbetrouwbaar. Misleiden in het belang van de goede zaak mag immers volgens Jacobs en juist een hybride omgeving kan nogal eens aanleiding geven voor enige inconsistentie in het overheidsoptreden. Dit is een van de belangrijkste factoren die het lastig maken om tot een helder besturingsarrangement te komen. Wanneer je een besturingsarrangement maakt dat is gebaseerd op een zich terugtrekkende overheid, maar diezelfde overheid blijft aanspreekbaar, dan leidt dit voor de spelers tot tegenstrijdige signalen. Banken bijvoorbeeld zijn veel voorspelbaarder.

> ▼ *Tijdens een congres zet een vertegenwoordiger van een bank uiteen hoe de banken kijken naar de recente ontwikkelingen in de zorg en hoe zij daarop zullen reageren met betrekking tot de instellingen. Kern van de boodschap is dat door de nieuwe regelgeving het risicoprofiel van de sector omhoog gaat en dat om die reden de voorwaarden voor leningen zullen worden aangepast. De zaal herkent de boodschap en snapt de achterliggende logica van de bank. Er worden verder weinig woorden aan vuil gemaakt, men zal er rekening mee houden.*

Dit soort duidelijkheid en consistentie kan de overheid tot nu toe niet bieden. Geen wonder dat de zorgverzekeraars lang blijven aarzelen om hun beoogde regisseursrol in het nieuwe spel echt op te pakken. De onduidelijke positie van de overheid leidt soms ook tot, zeker voor de insiders, wat lachwekkende (maar ook ingecalculeerde) optredens van minister en kamerleden in de media.

> ▼ *Zo was daar ten tijde van de WAGGS[10] het met enige regelmaat terugkerende ritueel van de CAO-onderhandelingen, waarin de minister en de kamerleden lange tijd met een stalen gezicht bleven wijzen op de eigen verantwoordelijkheid van de CAO-partners, terwijl ze heel goed wisten dat de onderhandelingsruimte voor de werkgevers voor een groot deel in Den Haag werd bepaald. En inderdaad, na verloop van tijd wierp Den Haag zich weer op als redder in de nood door er een procentje bij te doen.*

De positiekeuze van de overheid is cruciaal voor de rolinvulling van de andere spelers. De rol van de overheid blijft toch een referentiepunt voor alle andere spelers. Het moet een herkenbare rol zijn, het gat tussen wens en werkelijkheid moet niet, zoals nu, te groot zijn. Het is mogelijk dat de zojuist geschetste deelmarktbenadering ook de positiekeuze van de overheid kan vergemakkelijken. Als de overheid duidelijk maakt waarop zij aanspreekbaar is en waarop niet, en als zij dat vervolgens ook waarmaakt, geeft

---

[10] *WAGGS: Wet Arbeidsvoorwaarden Gepremieerde en Gesubsidieerde Sectoren*

dat de anderen houvast en zo kunnen ook zij tot een stabiele positiekeuze komen. De andere spelers zouden deze duidelijkheid over de positie van de overheid kunnen afdwingen door hun eigen opstelling. Te vaak blijkt dan echter dat de (groepen) spelers niet tot een gelijkluidende opstelling kunnen komen.

Over de maakbaarheid van deze positiekeuze is in paragraaf 3.3.1 gesproken. Hierbij is de aanspreekbaarheid van de overheid een belangrijk gegeven en dat heeft die overheid niet echt zelf in de hand. Er wordt ook wel gezegd dat de overheid, als puntje bij paaltje komt helemaal niet wil loslaten, omdat ze ook aan haar eigen voortbestaan denkt. Hoe dan ook, transparantie op dit aspect is cruciaal. Als de overheid niet kan of mag loslaten, moet ze dit erkennen en vervolgens een duidelijke positie in het spel kiezen.

Wees consistent!
Er zijn meer wegen die naar Rome leiden en er zijn meer besturingsarrangementen denkbaar voor de zorgsector. De belangrijkste les van het gedachtegoed van Jacobs is niet welke keuze inzake de zorg de beste is. Daar laat zij zich niet over uit. Haar pleidooi is er een voor een consequente uitwerking (in instrumenten en incentives) van de eenmaal gemaakte keuze. Met de keuze voor gereguleerde marktwerking is tevens gekozen voor hybriditeit. Juist daar is die noodzakelijke consistentie niet gemakkelijk, dat blijkt ook uit het betoog van In 't Veld (1995) en dat zie je in de praktijk. Het is opvallend om achteraf te constateren dat de commissie-Dekker (1987) redelijk consistent was wat betreft de syndromen. Wanneer het rapport van de commissie-Dekker integraal was doorgevoerd, zou de gezondheidszorg in feite zijn overgeheveld naar het marktgerichte (commercial) domein. Terugkijkend is het begrijpelijk dat voorzitter Dekker in zijn publieke optredens niet naliet erop te wijzen dat het slikken of stikken was. Morrelen aan zijn plannen zou de effectiviteit ervan teniet doen. Deze rigoureuze stap bleek politiek (of cultureel) niet haalbaar. Sindsdien worden wij via de plannen van de voormalige staatssecretaris Simons en zijn opvolgers geconfronteerd met een zoektocht naar de wijze waarop de 'virtues' uit het marktgerichte domein toch op een goede manier kunnen worden ingebouwd in de sector, zonder de sector helemaal over te laten aan de markt.

Het is een soort koorddansen of spelen met vuur. Voor het spel is het belangrijk dat de spelers in de hybriditeit een heldere en consistente besturingslijn herkennen. Dat geeft houvast en vertrouwen. Dat betekent niet dat alles in een keer moet zijn geregeld, men kan best een tijdje leven met imperfecties. Belangrijk is of men de uitgezette lijn herkent en er op vertrouwt dat de overheid (maar ook de andere betrokkenen) aan deze lijn zullen vasthouden.

3.6.2 Implicaties voor de speluitvoering

In paragraaf 3.4 is al een poging gedaan om te beschrijven wat het betekent om als actor of instelling in een hybride omgeving te moeten opereren. Hier volgen nog enkele suggesties.

Leer leven met de verwarring
De hybriditeit van de zorgsector is een gegeven, waar ook de actoren in het veld mee zullen moeten omgaan. In zekere zin is de tweede weg van Jacobs, 'knowledgeable flexibility', het belangrijkste advies aan de spelers. Ga er bewust mee om, leer leven met de onvermijdelijke verwarring die nu eenmaal past bij deze hybriditeit en leer daarin de bronnen van gedrag van andere spelers herkennen. Dat betekent dat er in de eigen organisatie aandacht moet zijn voor de gevaren die In 't Veld noemt. Wat er gebeurt met het dierenasiel in het eerder genoemde voorbeeld (de markt verdrijft de taak), gebeurt ook bij particuliere initiatieven in ziekenhuizen.

> In een ziekenhuis zijn goede kaderafspraken gemaakt over het inzetten van de aanwezige infrastructuur (bijv. OK's) en personeel voor particuliere initiatieven. Het mag niet ten koste gaan van de reguliere productie. Conform die afspraak wordt een initiatief van de plastisch chirurgen uitgewerkt om in de avonduren klanten te zien. Er lijkt niets aan de hand, totdat de chirurgen de vraag stellen hoe het kan dat de anesthesisten wel tijd hebben om mee te werken aan dit initiatief, maar de afgelopen jaren niet bereid bleken het aantal reguliere OK-sessies te verhogen.

Streef naar invloed in het Haagse
In 't Veld adviseert hybride organisaties te proberen zoveel mogelijk invloed te krijgen op het ontwerp van wet- en regelgeving. Daar worden immers de kaders gecreëerd en de posities verdeeld. Een nuttig advies, waar in de zorgsector al goed naar is geluisterd. Er is immers geen sector met zoveel belangenorganisaties als de zorgsector en al die belangenorganisaties richten zich actief op het Haagse circuit.

Kies een eigen koers
Juist wanneer de omgeving weinig houvast biedt, moet een organisatie haar eigen koers uitzetten. Dat biedt houvast voor de medewerkers, maar ook voor de andere spelers in de omgeving. Die koers moet echter geen dogma worden, daarvoor zijn de ontwikkelingen in de sector te onvoorspelbaar en te veranderlijk.

> Drie adviseurs zitten een hele ochtend te discussiëren op hun kantoor. Een collega loopt een paar keer langs en vraagt ten slotte wat hen bezighoudt. Zij hebben net de plannen over de AWBZ van het kabinet-Balkenende II gelezen. Na analyse van de stukken realiseren ze zich dat de fusie van twee RIO-organisaties waar zij mee bezig zijn, door deze plannen in een ander daglicht komen te staan. Moeten zij hun klanten adviseren deze fusie af te breken? Er is al veel geïnvesteerd in het traject.

Jacobs praat niet voor niets over 'knowledgeable flexibility'. Het is een iteratief proces, je kunt een richting kiezen, maar die moet voortdurend worden getoetst aan de veranderende realiteit. Van groot belang is dat de richting door de organisatie zelf is gekozen en niet resulteert uit een voortdurende reactie op het gedrag van anderen. Alleen dan is er echt houvast. Ook is het van belang dat de koers is verankerd bij de medewerkers van de organisatie en dat zij betrokken zijn en blijven bij de (relevante) aanpassingen. Ook zij moeten kunnen volgen.

Opportunisme mag/moet
De spelers moeten zich realiseren dat, gegeven de hybriditeit en de aanspreekbaarheid van de overheid, de overheid altijd een substantiële rol zal blijven spelen in de zorg en in dat spel haar eigen prioriteiten zal laten meewegen. De overheid zit in het guardian syndroom en mag misleiden voor de goede zaak volgens Jacobs. Voorbeelden kent iedereen wel: de financiële kaders te krap begroten, in een bezuinigingsronde opeens subsidies terugdraaien die nog geen jaar eerder op initiatief van diezelfde overheid zijn toegewezen, een bouwstop die de planning van instellingen verstoort enzovoort. Het is niet onverstandig wanneer de spelers in het veld daar een gezonde dosis opportunisme tegenover zetten!

> *Tijdens een college in een cursus voor directeuren in de zorg gaat het over de onzekerheid rond de invoering van DBC's in de ziekenhuizen. De inleider is sceptisch ten aanzien van het tempo, gelet op het lange traject dat al is doorlopen en de lastige punten die er nog liggen. Een van de aanwezigen wijst op een recente brief van VWS waarin een duidelijke planning voor de invoering staat. Dat biedt toch houvast. Er ontstaat een debat over de waarde van een dergelijke brief.*

Natuurlijk hebben dergelijke brieven waarde, maar ze bevatten geen garanties. Organisaties en instellingen doen er goed aan dit soort brieven en nota's te toetsen aan hun eigen koers. Als dat zo uitkomt en mogelijk is, moeten ze bovendien niet schromen om de overheid ook te committeren aan de implicaties van de plannen en de gewekte verwachtingen. Op basis daarvan heeft een organisatie immers beslissingen (bijv. over belangrijke investeringen die anticiperen op het overheidsbeleid) genomen.

3.7 Spelen met vuur

Met de hybriditeit is een van de belangrijke onderstromen van de zorgsector beschreven. Het is voor het begrip van de sector en wat daar gebeurt belangrijk om te onderkennen dat dit alles zich voortdurend afspeelt op het snijvlak van overheid en markt en dat het voor alle spelers lastig is om daar consistentie en stabiliteit te vinden. In 't Veld noemt dit spelen met vuur en dat vereist een extra alertheid van de spelers.

In het volgende hoofdstuk komt de collegialiteit aan de orde. In de zorgsector is immers niemand echt de baas.

4 Sturen zonder macht

Iedereen die de regie claimt in deze sector, wordt door de andere spelers snel een kopje kleiner gemaakt

4.1 Wie stuurt er in de zorg?

De bovenstaande uitspraak van een ziekenhuisdirecteur begin jaren negentig is mij altijd bijgebleven. De uitspraak is intrigerend en bovendien, in verklarende zin, zeer bruikbaar in de adviespraktijk. Het nu volgende hoofdstuk is de afgelopen jaren geleidelijk rond deze uitspraak gegroeid. De uitspraak werd destijds gedaan in de context van de regionale samenwerking tussen zorgaanbieders. Hij is in die context nog steeds herkenbaar. Er wordt vaak op kousenvoeten geopereerd en men is huiverig om het domein van de ander te betreden.

> *Op een congres houdt een ziekenhuisdirecteur een verhaal waarin hij zegt dat hij de eerste lijn 'er wel bij kan doen', gelet op de aanwezige stuurkracht in het ziekenhuis. Een helder en goed onderbouwd verhaal waar je het mee eens kunt zijn of niet. In de zaal hoor je verschillende reacties, zoals: Goed verhaal, dat zou de zaak weer vlot kunnen trekken; Niet haalbaar, als je het probeert dan roep je onvermoede tegenkrachten op; maar ook: Je mag het wel denken en ernaar toe werken, maar je moet het vooral niet hardop zeggen, dat werkt tegen je'.*

Op andere plaatsen zien we hetzelfde beeld. De verzekeraars is al jaren geleden de rol van regisseur toebedacht, maar die komt nog niet echt uit de verf. De zorgaanbieders erkennen hen niet echt in deze rol, al ervaren ze dat de verzekeraar in toenemende mate de geldkraan beheerst. Ook de verzekeraars zelf aarzelen om deze rol en de bijkomende verantwoordelijkheden op te pakken. Ook de overheid worstelt zichtbaar (zie ook hoofdstuk 3) met haar positie in de zorg. Aan de ene kant voelt zij zich verantwoordelijk voor een goede organisatie van de zorg en toont zij zich hierop aanspreekbaar, maar aan de andere kant realiseert zij zich dat dit niet volledig vanuit Den Haag kan worden bestuurd en is er de overtuiging dat de spelers in het veld een eigen verantwoordelijkheid hebben.

Met name in de eerste lijn is het gebrek aan regiekracht voelbaar. Het is nu een lappendeken van veel gekwalificeerde en betrokken professionals, maar de veranderende eisen en de toenemende schaarste vragen steeds vaker om gecoördineerde interventies. Wie pakt de handschoen op?

> *Een ingewijde speler in dit krachtenveld verzuchtte: 'Het is niet dat er geen oplossingen zijn voor de problematiek van de eerste lijn, die zijn er best, maar we zitten eigenlijk met zijn allen naar elkaar te kijken wie het initiatief neemt of mag nemen.'*

Ook in zorgorganisaties is de regievraag regelmatig aan de orde. Het is opvallend hoe lang het management en de specialisten in een ziekenhuis elkaar in een onproductieve houdgreep houden, ze komen maar niet tot een effectief spel. Het management worstelt met zijn rol ('sturen zonder de baas te spelen') en biedt daardoor soms te weinig houvast aan de rest van de organisatie. Veel medische staven in ziekenhuizen, met als belangrijke actoren het stafbestuur, de stafvoorzitter, de maatschapvertegenwoordigers en/of de specialist-managers, slagen er onvoldoende in om op een effectieve wijze hun verantwoordelijkheid in te vullen in het geïntegreerde medisch-specialistische bedrijf. Bij de afgesproken gelijkwaardigheid of nevenschikking horen ook plichten en verantwoordelijkheden en de andere partij (het management) moet daarop kunnen bouwen. Te vaak wordt het optreden van de staf belemmerd door (moeilijk te vermijden) bestuurlijk amateurisme ('het is ons vak niet'), onderlinge verdeeldheid en een onduidelijke mandatering van de vertegenwoordigers. Dat verzwakt hun noodzakelijke en ook mogelijke inbreng. Het is een uiterst lastig spel.

> *Op initiatief van het stafbestuur (en met instemming van de Raad van Bestuur) is een commissie ingesteld om de financiële problemen rond de arts-assistenten op te lossen. De commissie komt na veel gedoe uiteindelijk met een voorstel, maar heeft geen volledige consensus bereikt. Eén maatschap is niet akkoord. Vanwege eventuele juridische implicaties is het standpunt van het stafbestuur van belang. Het stafbestuur worstelt met zijn positie. Het wil graag een uniforme regeling voor het ziekenhuis, maar kan moeilijk een van de maatschappen afvallen of voor het hoofd stoten.*

Een stafbestuur heeft voor dit soort situaties nauwelijks een mandaat, het moet opereren in smalle marges en bijna op persoonlijk gezag. Dat maakt het lidmaatschap van het stafbestuur en de rol van de voorzitter vaak weinig aantrekkelijk, want je doet het eigenlijk nooit goed.

Het is onduidelijk wie er nu precies aan de touwtjes trekt in de zorgsector en een expliciet debat hierover wordt vermeden, want de ervaring heeft geleerd dat een machtsstrijd bijna altijd contraproductief werkt. Toch wordt er ook in deze omgevingen gestuurd en bestuurd. Soms gebeurt dat bij de gratie van enkele sleutelfiguren die het spel goed spelen. Zij mogen sturen. In andere gevallen is het bij de gratie van het onvermogen van een van de spelers. Als die het erbij laat zitten, kan de ander verder. Dat blijkt dan niet zelden Pyrrusoverwinning, die veel irritatie veroorzaakt. Soms is de urgentie zo hoog dat de besluiteloosheid of het gekibbel voor iedereen gênant wordt en er opeens dingen mogelijk zijn die eerder niet konden. Veel goede initiatieven in de zorg blijven echter hangen in de onduidelijkheid over de rolverdeling en de daarmee gepaard gaande voorzichtigheid. Is er wat aan te doen?

4.2 Onder collega's

In de gezondheidszorg kan men zelden terugvallen op hiërarchische relaties, men speelt een soort collega-spel met elkaar. Dat is misschien het duidelijkst in specialistenmaatschappen, medische staven en groepspraktijken van huisartsen, waar dokters elkaar letterlijk met 'collega' aanspreken, maar het geldt ook voor het verkeer tussen Raad van Bestuur (RvB) en medische staf en voor de onderlinge verhoudingen tussen zorgorganisaties in een regio. Zelfs de verzekeraars presenteerden zich tot voor kort nogal eens als 'partners in de zorg' ten opzichte van de zorgaanbieders. Zij vragen zich inmiddels echter af of dat nog wel past bij de hen toebedachte rol van regisseur en kritisch inkoper.

4.2.1 Collegiale omgevingen

Collegiale omgevingen vertonen vaak een aantal specifieke kenmerken, waarvan er hierna enkele besproken worden.

Regelmatig structuurdebatten
In een collegiale omgeving vinden regelmatig structuurdebatten plaats. Het blijkt lastig om tot stabiele structuur- en overlegvormen te komen. Dit zien we terug in het al jaren durende debat rond de terugtredende overheid (terwijl iedereen mee blijft lopen) en de pogingen om de verzekeraars in de regierol te krijgen. Ook in regionale zorgplatforms wordt regelmatig gediscussieerd over de structuur.

> *In een regionaal platform van zorgaanbieders komt de vraag op of men zich niet steviger moet organiseren om de slagkracht van het platform te vergroten. De gezamenlijke projecten vragen om een duidelijke aansturing. Het blijkt lastig om de zeer verschillende participanten (o.a. ziekenhuis, huisartsenvereniging, thuiszorgorganisatie, vereniging van verpleeg- en verzorgingshuizen) onder te brengen in een structuur die recht doet aan het gezamenlijk doel en die rekening houdt met de eigenaardigheden en de autonomie van de verschillende participanten. Het debat eindigt met het nogmaals bekrachtigen van de positieve intenties van de partijen in een verklaring of convenant en men houdt het voorlopig op de platformstructuur. Men kan weer een tijdje vooruit.*

Zo'n regionaal platform is een netwerk, maar dan wel zonder dat er een spin in het web zit. In het bedrijfsleven gaat dat vaak anders. Nike bijvoorbeeld regisseert een groot netwerk van toeleveringsbedrijven en trekt nadrukkelijk zelf aan de touwtjes. In een regionaal zorgplatform is zo'n dominante rol van een van de spelers meestal ondenkbaar. Ook in het ziekenhuis is het voortdurend zoeken naar een stabiele verhouding tussen het management en de medische professionals. De verschillende concepten wisselen elkaar af en de wollige teksten in documenten en beleidsnota's weerspiegelen de gevoeligheden. De gebruikte formuleringen laten vaak veel ruimte voor lokale interpretaties van de relatie tussen medische staf en

RvB en daar zijn er dan ook veel van. Soms is een specialist namens de staf (parttime) lid van de directie, in andere gevallen is de gelijkwaardigheid of nevenschikking tussen RvB en staf verankerd in een convenant. Duaal management is soms op meerdere niveaus in de organisatie vormgegeven via een cluster of divisiestructuur en in weer andere ziekenhuizen overweegt de staf het instellen van een 'medical board', die boven de RvB staat. Ongetwijfeld zijn er nog vele andere varianten.

Eerlijk delen
Eerlijk delen en voor wat hoort wat zijn goede gewoontes in collegiale omgevingen. De gelijkwaardigheid van de spelers vraagt om een gelijke beloning of een verdeling van de lasten naar draagkracht. Onder specialisten wordt voortdurend gezocht naar een legitimering voor inkomensverschillen (productie, inconveniëntie, enzovoort) en ook in het platform van zorgaanbieders wordt zorgvuldigheid betracht in de discussies over de lasten- en lustenverdeling van gezamenlijke projecten.

> *Bij maatschapfusies zijn de inkomensgevolgen altijd een heikel punt. Weinig specialisten zijn bereid om in het kader van de fusie een deel van hun inkomen in te leveren. Er worden minimale marges gegeven voor de eventuele inkomensherverdeling als gevolg van de fusie. Als de inkomensgegevens worden verzameld blijkt dat de jaarlijkse fluctuaties in het inkomen (positief en negatief) bij beide maatschappen veel groter zijn dan de aangegeven marges. Over die jaarlijkse fluctuaties is nooit moeilijk gedaan. Het gaat dus niet over de absolute hoogte van het inkomen. Men is uiterst alert om in de onderlinge vergelijking iets tekort te komen of, zonder goede gronden, iets in te leveren.*

Dit gebeurt niet alleen als het gaat om materiële zaken, het is ook herkenbaar in de omgangsvormen tussen bestuurders. Het debat is vaak gekenmerkt door een zekere gereserveerdheid en beleefdheid. Men beoordeelt elkaar niet al te kritisch of de kritiek wordt aardig verpakt. De ruimte om kritische kanttekeningen te maken wordt als het ware gekocht met een compliment: 'Leuk dat u..., maar ik wou toch even terugkomen op...' Dit soort beleefdheid is herkenbaar in allerlei collegiale omgevingen en bracht een collega adviseur eens tot de volgende uitspraak: 'Everything before *but* is bullshit.'

> *In de Veiligheidsraad van de VN neemt een vertegenwoordiger het woord na een tamelijk confronterende uitspraak van een andere vertegenwoordiger. Hij begint deze vertegenwoordiger uitvoerig te feliciteren met de nationale feestdag in zijn land. Pas daarna komt hij met een scherpe repliek.*

Ook onder artsen voel je deze gereserveerdheid, al wordt dat soms verhuld door scherp taalgebruik en gaan zij stevig tegen elkaar tekeer. Maar de kritiek wordt lang niet altijd hard doorgezet.

Ook in structuuroplossingen is het element van eerlijk delen te zien. Zo wordt de voorzitter van het stafbestuur voor een beperkte tijd benoemd. Dit gebeurt omdat de maatschap waarin de betrokkene werkzaam is anders onevenredig wordt belast, maar ook omdat een langere benoeming de indruk kan wekken dat de machtsbalans verstoord is. Nu overheerst het beeld van een tijdelijk corvee. Dit is ook gebruikelijk in regionale platforms van zorgaanbieders, waar vaak gekozen wordt voor een roulerend voorzitterschap of het aanstellen van een onafhankelijk voorzitter van buiten.

Aarzeling bij het nemen van verantwoordelijkheid
Bij participanten in collegiale omgevingen is er vaak een zekere terughoudendheid om de regie te nemen. Dit heeft niet alleen te maken met de wens om eerlijk te delen, de deelnemers lijken ook aarzelend ten aanzien van de bijkomende verantwoordelijkheid. Vaak wordt de initiatiefnemer immers automatisch ook verantwoordelijk voor het resultaat: 'Ik kan me wel opwerpen als initiatiefnemer, maar dan zit ik er ook aan vast.' 'Ik kan de (financiële) consequenties moeilijk overzien.' 'Kan ik er wel van op aan dat mijn collega's hun steentje zullen bijdragen?' 'Heb ik zelf wel de middelen of capaciteiten om die rol waar te maken?' 'Beperkt deze rol mij niet in mijn bewegingsruimte?' Veel initiatieven in de samenwerking tussen organisaties en/of tussen collega-professionals worden belemmerd of verliezen momentum door deze afwachtende houding.

Aversie jegens hiërarchie
In professionele omgevingen (maatschappen, adviesbureaus enz.), maar ook in de samenwerking tussen collega-instellingen is er een zekere aversie jegens hiërarchische verhoudingen. Bazen en 'baasgedrag' worden hier niet snel populair. Tussen collega's zijn al snel competenties, verdiensten en status in het geding en dan wordt het spannend. Deze aversie is het meest expliciet te zien in de organisatie van de professionals, zoals medisch specialisten en adviseurs. Werken voor (in dienst van) elkaar is vooral onder medische professionals nog redelijk ongebruikelijk.

Ook in grotere verbanden is dit te zien. In Europa is men bijvoorbeeld beducht voor al te prominent optreden van de grote landen. Zodra Duitsland, Frankrijk en bijvoorbeeld Engeland separaat bijeenkomen, wordt er gesproken over de 'machtsgreep van de grote landen'. Het is een terugkerend ritueel, waarmee de grote landen er telkens aan herinnerd worden toch vooral het collega-spel te blijven spelen.

4.2.2 Sturen zonder macht

Tussen collega's gaat het om sturen zonder macht, sturen zonder de baas te spelen. Dat betekent niet dat in dit soort omgevingen macht en machtsverhoudingen geen rol spelen. Integendeel, het gaat vaak om zeer politieke omgevingen, waarin macht, coalitievorming, onderhandelingen en haalbaarheid een grote rol spelen. Maar in het collega-spel is het sturen op basis van een hiërarchische (machts)positie zelden succesvol. Dat kan ook niet, omdat eigenlijk geen van de spelers over de noodzakelijke positie of macht beschikt. En als iemand die positie toch claimt of zich zo gaat gedragen, dan komt het citaat aan het begin van dit hoofdstuk in beeld. Deze persoon of organisatie wordt, vroeg of laat, een kopje kleiner gemaakt. Sturen en besturen in een collegiale omgeving vraagt specifieke omgangsvormen en vaardigheden van de participanten.

4.3 De autonomie van de spelers

Een belangrijke bron voor de beschreven patronen is de gevoelde of feitelijke gelijkwaardigheid van de participanten in het spel. Het zijn collega's van elkaar. Die gelijkwaardigheid lijkt vooral terug te voeren op de relatieve autonomie van de verschillende actoren. Die autonomie kent verscheidene bronnen.

Professionele autonomie
Over de autonomie van de professional is al veel geschreven (Maister & McKenna, 2002; Vermaak, 1997). Professionals hebben het niet zo op bazen, beleid en bureaucratie (de drie boze B's). Bovendien is het vaak zo dat het management het werk van de professional niet volledig kan overzien, er is nadrukkelijk een eigen professioneel domein en vaak unieke kennis. Traditionele instrumenten voor beheersing en controle werken dan niet. De professionele autonomie vraagt ook een eigen verantwoordelijkheid van deze professionals. De professionele omgeving kan zeker in de zorg geen vrijplaats zijn.

Positiemacht
De autonomie van veel spelers in de zorgsector is verankerd in wettelijke regels of in onderlinge (contractuele) afspraken. De professies in de zorgsector worden beschermd door de wet BIG, de eigen beroepscode en vaak ook door de specifieke regelgeving rond de financiering van hun beroepsuitoefening. Daarbij komen bijvoorbeeld voor de medisch specialisten nog de beschermende toelatingsovereenkomst met het ziekenhuis, de contracteerplicht van de verzekeraar en de interne spelregels in een staf waar het vetorecht van de individuele specialist of de maatschap vaak nog stevig overeind staat. Dit is een goed omdijkte plek in het zorglandschap.

Veel van deze aspecten gelden ook voor zorgaanbiederorganisaties. Ook zij kennen een eigen, redelijk gegarandeerde financiering en wettelijke erkenning. Ook zij kennen (nog!) de bescherming van de contracteerplicht van verzekeraars. In de regionale platforms van zorgaanbieders is consensus, en daarmee het veto van elke deelnemer, meestal de norm in de besluitvorming.

Marktpositie
Schaarste geeft macht. Dit is het geval in het zorgplatform, in de relatie tussen werkgever en werknemer/professional en in de relatie tussen verzekeraar (inkoper) en zorgaanbieder (verkoper). Het zorgplatform moet het

doen met de aanbieders die er nu eenmaal zijn. Meestal, afgezien van de grotere stedelijke concentraties, zijn er geen alternatieven voorhanden, men is tot elkaar veroordeeld. De huidige schaarste aan professionals en andere werknemers in de zorg geeft hen een extra stevige positie ten opzichte van het management en elkaar. Vervanging is niet vanzelfsprekend, men moet het met elkaar zien te redden. Dit heeft vooral in de ziekenhuizen tot gevolg (net als in de voetbalwereld) dat juist het management niet zelden de vervangbare partij blijkt te zijn. De inkopende verzekeraar kan vooralsnog niet om de ziekenhuismonopolist heen en in de eerste lijn wordt hij geconfronteerd met een schaarste aan huisartsen.

De schaarste is voor een deel maakbaar en lijkt conjunctuurgevoelig te zijn. Dit aspect is daarom van een andere orde dan de twee eerder genoemde.

Individualisering en eigen verantwoordelijkheid
Een minder duidelijke factor dan de voorgaande is de tendens van individualisering in de samenleving. Die leidt in de zorgsector tot zelfbewustere patiënten, medewerkers en collega's. Het is de vraag in hoeverre deze beweging verbonden is met de recente periode van hoogconjunctuur en of het daarmee een conjunctuurgevoelige factor is. Deze tendens komt wel terug in het overheidsbeleid waar men zich tegenwoordig graag beroept op de eigen verantwoordelijkheid van de burger.

Wanneer we met deze bril kijken naar de verschillende spelers in de zorgsector, blijkt dat de autonomie van de verschillende beroepen is gebaseerd op de intrinsiek autonome houding van de professional, maar inmiddels ook vertaald is in positiemacht via wettelijke bepalingen, contracteerplicht van de verzekeraar, toelatingscontracten en reglementen. Ze wordt nog versterkt door de bestaande schaarste en de individualiseringstendens. De autonomie van instellingen is voornamelijk gebaseerd op positiemacht (erkenning, financiering, contracteerplicht, enz.) en wordt versterkt door de in de afgelopen decennia gecreëerde schaarste aan aanbieders.

Verzekeraars lijken het vooral te zoeken in schaarste. Door het grote aantal fusies van de laatste jaren ontstaat er een oligopolie waarin op regionaal niveau meestal maar één verzekeraar dominant aanwezig is.

Naast de vier genoemde aspecten die van invloed zijn op de actuele of gevoelde autonomie van de spelers, speelt ongetwijfeld ook de macht der gewoonte een rol. Men is al heel lang gewend op deze manier met elkaar om te gaan en er zijn vaste omgangsvormen en gewoontes ontstaan. Het veranderen van dit soort gewoontes is niet eenvoudig.

▼ | *In een spelsimulatie wordt een ziekenhuisdirecteur geconfronteerd met een aantal orthopeden die aankondigen dat zij 'losser' willen opereren van het ziekenhuis. Zij hebben een principeovereenkomst met de verzekeraar gesloten en willen graag de faciliteiten van het ziekenhuis voor eigen rekening inhuren. De simulatie wordt tweemaal gespeeld en de directeuren reageren zeer verschillend. De ene directeur, gespeeld door iemand die al jaren in de sector werkt, nodigt de betrokken specialisten uit voor een gesprek en opent met: 'Kees, wat is er aan de hand? Wij moeten eens bijpraten.*

> *Kop koffie?'* De ander, afkomstig van buiten de sector, wrijft in zijn handen en neemt zich voor dat dit een gesprekje wordt van vijf minuten. Hij zegt: *'Kees, met deze actie verbreek je de toelatingsovereenkomst met het ziekenhuis. Dat moet je zelf weten, maar dat betekent dat daar het gat van de deur is...'*

In de zorgsector zijn de spelers, door de aard van de dienstverlening, in grote mate afhankelijk van elkaar, maar ze kunnen zich uiteindelijk altijd terugtrekken in hun eigen, goed beschermde hokje. Dit beeld wordt versterkt doordat al die spelers middels hun koepelorganisatie een eigen pleitbezorger hebben in het beleidscircuit, want daar worden de posities en de middelen verdeeld. Er is niet een speler die de ander de wet kan voorschrijven. Zelfs de overheid heeft hiertoe slechts een beperkt instrumentarium. Het is een wereld van collega's, die gekenmerkt is door consensus in de besluitvorming en veel onderhandelend overleg.

Collegialiteit: niet uniek voor de zorg

Het geschetste beeld is niet uniek voor de zorgsector. In andere maatschappelijke sectoren zijn vergelijkbare patronen te zien. Het gaat daarbij vooral om netwerkachtige omgevingen, waar coalities een belangrijke rol spelen en de regierol niet altijd helder is geformuleerd, en om omgevingen waar professionals een belangrijke rol spelen.

Europese Unie
In zijn recente boekje *Balans van de macht* refereert Robert Kagan (2003) aan de enorme prestatie van de Europese Unie om rust te brengen in een deel van de wereld dat sinds mensenheugenis is geteisterd door conflicten en oorlogen. Hiervoor is in de EU een spel gegroeid dat veel kenmerken gemeen heeft met de geschetste collegiale omgeving in de zorgsector. Consensusbesluitvorming, een veto voor elke deelnemer, elk land een commissaris en het roulerend voorzitterschap zijn de norm in de Europese arena. Met de recente uitbreiding van de EU kraakt dit model in al zijn voegen en is de structuurdiscussie weer opgelaaid. Het oude model lijkt niet meer houdbaar, maar er zijn vooralsnog geen nieuwe modellen voorhanden die tegemoet komen aan de behoefte aan autonomie van de lidstaten. Die autonomie is geworteld in de diep gevoelde nationale tradities van de zelfstandige staten en verankerd in de Europese spelregels. Hierdoor is positiemacht ontstaan en dat dwingt de verschillende landen het collega-spel met elkaar te spelen, ondanks de grote onderlinge verschillen. Er is grote huiver om meer hiërarchische (vertegenwoordigende) constructies te introduceren omdat het onderlinge vertrouwen hiervoor ontoereikend lijkt.

College van burgemeester en wethouders
Ook het college van B&W is een omgeving van collega's, die ieder een eigen portefeuille hebben. Positiemacht op basis van de portefeuille, gevoed door (ambtelijke) kennis, is een belangrijke bron voor de autonomie van de spe-

lers. De burgemeester, die los staat van de politieke samenstelling van zijn college, is te beschouwen als de onafhankelijke voorzitter, maar heeft weinig hiërarchische bevoegdheden ten opzichte van de wethouders. De positie van een individuele wethouder is afhankelijk van de steun van zijn achterban en van persoonlijk gezag. Behalve de positiemacht speelt ook de heersende bestuurscultuur met de eigen tradities een rol. Het is 'not done' om je al te veel te bemoeien met de portefeuille van je collega. In deze omgeving zijn de persoonlijke vaardigheden van de burgemeester en de wethouders belangrijk voor een goed functionerend college.

Adviesbureaus en professionele dienstverlening
Ook bij adviesbureaus zijn vergelijkbare patronen te zien, bij de een meer dan bij de ander. Personen of bedrijfsonderdelen kennen een grote autonomie door hun unieke kennis en ervaring of door hun relatienetwerk en toegang tot een bepaalde markt. Ook hier is het voortdurend zoeken naar de juiste structuur, die dan ook met enige regelmaat wordt aangepast. Ook hier heeft men vaak moeite met een onbevangen kritische omgang met elkaar. De positie van de directies in dergelijke organisaties is markant. Intern zijn het eigenlijk collega's met corvee, die wel een beetje de baas zijn, maar die zich daar vooral niet op moeten laten voorstaan. De buitenwereld kent deze gevoeligheden niet en spreekt hen aan als CEO's. Een soms lastige spagaat.

Bedrijfsleven
Misschien wat onverwacht, maar ook in het bedrijfsleven zijn elementen van het collega-spel herkenbaar. In het boekje *Ondernemen zonder macht* van het SMO (De Ridder, 2000) wordt een trend in het bedrijfsleven geschetst, die afwijkt van de oude hiërarchische patronen en die elementen van sturen zonder macht laat zien. Dit lijkt op de collegiale situatie die we in de zorgsector al veel langer kennen. Ook topmensen in het bedrijfsleven pakken dit thema op en hebben het over een ander, meer dienend soort leiderschap dat tegenwoordig nodig is (Kleisterlee, 2002). De toegenomen autonomie van de werknemer (in de breedste zin van het woord) ten opzichte van de werkgever lijkt hier een belangrijke ontwikkeling. Een gedeeltelijke verklaring hiervoor is het hogere opleidingsniveau van de werknemers, nu de productiebedrijven langzamerhand worden vervangen door kennisgerichte dienstverleners. Met het hogere opleidingsniveau komen er meer elementen van de professionele autonomie in deze sector. Ongetwijfeld spelen ook de recente schaarste op de arbeidsmarkt en de individualisering een rol. Dit maakt de positie van de werknemer autonomer en minder afhankelijk. Het is interessant om te zien of deze ontwikkeling de huidige economische recessie zal overleven.

In vergelijking met deze andere maatschappelijke geledingen valt op dat in de zorgsector de autonomie bevorderende factoren (professionele autonomie, positiemacht, schaarste en individualisering) alle vier in hoge mate aanwezig zijn. Het is dus geen wonder dat de exponenten van het collega-spel hier zo duidelijk zichtbaar zijn. Een aansprekende vergelijking lijkt de

Europese arena, waar men ook worstelt met de autonomie van de spelers en de noodzaak om desondanks tot besluitvorming te komen. Mogelijk kan de zorgsector lessen trekken uit de ervaringen die daar zijn opgedaan.[11]

4.3 Implicaties voor het spelontwerp

Het collegiale karakter van de zorgomgeving is maar ten dele het gevolg van ontwerpkeuzes. In deze paragraaf wordt bekeken in hoeverre het collegiale karakter te beïnvloeden is door ontwerpbeslissingen en in hoeverre er bij de ontwerpbeslissingen rekening gehouden kan en moet worden met dit aspect.

4.3.1 De hiërarchiereflex

In de praktijk zie je een primaire hiërarchiereflex. Als er onvrede is over het gebrek aan daadkracht en regie, wordt vaak voorgesteld om meer hiërarchie te introduceren.

> *Het departement van Volksgezondheid kan de invoering (van de DBC's voor ziekenhuizen, PvdL) afdwingen door beslissingen te forceren als een Raad van Bestuur van een groot bedrijf in plaats van te veel een koers via diplomatie en het politieke proces. Een belangrijk deel van het veld is positief over de invoering. Voor de ongelovigen en sceptici, die er in elk bedrijf zijn, moet de Raad van Bestuur in casu het ministerie van Volksgezondheid haar gezag domweg laten gelden.*
> *(G. de Vries in Het Financieele Dagblad, 24 mei 2004.)*

Können constateert in zijn proefschrift (1984) dat een fusie een laatste redmiddel is wanneer de samenwerking moeilijk verloopt. Met een fusie wordt een regiecentrum geïntroduceerd dat de vrijblijvendheid wegneemt en interventies kan plegen om de gewenste samenwerking van de grond te krijgen. De RIVAS-groep in Gorinchem bijvoorbeeld is op die manier ontstaan uit een platform van zorgaanbieders.

Ook de poging om de verzekeraars de Nederlandse gezondheidszorg te laten regisseren is bedoeld om meer sturing te brengen in de zorgsector. Vergelijkbare initiatieven zijn er in Engeland waar de District Health Authorities als inkopers van zorg moeten fungeren en de General Practitioners Fundholders een groeiend budget moesten beheren waarmee ook ziekenhuiszorg kan worden ingekocht.

Met dit soort interventies wordt de mate van collegialiteit verminderd, in de hoop het spel eenvoudiger en hanteerbaarder te maken. Het succes in de praktijk is wisselend. We komen hiermee onder meer op het terrein van het rendement van fusies en holdingvorming en daar zijn zowel successen als mislukkingen te melden. Er is nog weinig te zeggen over het effect van de beoogde regierol van de verzekeraars in Nederland, omdat die nog niet erg

---

[11] In bijlage 2 is de vergelijking met de Europese Unie verder uitgewerkt.

uit de verf is gekomen. De observaties van Enthoven (2002) over het succes van de Engelse interventies zijn ook niet eenduidig.

Welk effect hebben dit soort interventies op de vier genoemde factoren die bepalend zijn voor de autonomie van de verschillende spelers en daarmee op de collegialiteit in de zorgsector?

De professionele autonomie lijkt een gegeven en structuurinterventies hebben hier slechts beperkt invloed op. Positiemacht daarentegen is wel gebaseerd op gezamenlijke afspraken of beschermende regelgeving, met andere woorden op ontwerpkeuzes. Met een besluit tot fusie geven de fusiepartners hun individuele positiemacht op (de eigen erkenning verdwijnt, evenals de eigen stichting en het eigen bestuur) met als doel de daadkracht van het geheel te vergroten. Er moeten nogal wat organisatiehobbels genomen worden en cultuurverschillen overbrugd, voordat uit een fusie een nieuwe, daadkrachtige en geïntegreerde organisatie ontstaat. De benoeming van de zorgverzekeraar als regisseur verandert op zichzelf weinig aan de positiemacht van de aanbieders. Dat gebeurt pas op het moment dat er beschermende constructies worden afgebroken, zoals de contracteerplicht en gegarandeerde prijzen. Het ministerie van VWS is hier inmiddels serieus mee bezig. Het effect van deze maatregelen is lastig voorspelbaar, want op korte termijn blijft er schaarste aan de aanbodzijde en daardoor blijft de marktpositie een stevig fundament onder de collegiale cultuur in de sector. Die schaarste is voor een deel conjunctuurgevoelig, maar voor een ander deel het gevolg van beïnvloedbare ontwerpkeuzes. De erkenningen van instellingen en specialistenplaatsen en in zekere zin ook de numerus fixus voor de medische opleidingen zijn in de afgelopen decennia ook als bezuinigingsinstrumenten gehanteerd en dit heeft bijgedragen aan de huidige schaarste. Bovendien hebben de wetenschappelijke verenigingen de bevoegdheid om het aantal op te leiden specialisten te bepalen en hierbij heeft behalve kosten- en kwaliteitsoverwegingen ongetwijfeld ook de marktpositie een rol gespeeld. Een actief beleid om de schaarste op te heffen zal zeker effect hebben op de marktpositie van de aanbieders. Daarmee komt echter meteen de vraag naar boven of we echt het risico aandurven om het oude adagium in de zorg, 'aanbod schept vraag' (en dus kosten), te negeren. De tendens van individualisering en eigen verantwoordelijkheid lijkt vooral cultureel en conjunctureel bepaald. Ontwerpbeslissingen hebben hierop weinig invloed. Wel wordt dit aspect op dit moment onder het kopje 'eigen verantwoordelijkheid' (van patiënt en veldspelers) verankerd in de ontwerpbeslissingen van deze tijd.

De meest maakbare factor lijkt de positiemacht van de spelers. Gerichte interventies op dat punt kunnen de bescherming van de spelers doen afnemen en het collegiale karakter verminderen. Hiervoor is meer nodig dan het benoemen van een machts- of regiecentrum. Zowel bij fusies als bij het creëren van een regierol voor een van de spelers moet vooral ook gekeken worden naar het ondersteunende beleid. Er moet een goede, geïntegreerde organisatie gebouwd worden of er moeten maatregelen genomen worden die daadwerkelijk gericht zijn op de afbraak van bestaande beschermende constructies. Dan nog blijft het mogelijk dat de huidige schaarste zo dominant zal blijken dat er van een echte verschuiving in de posities voorlopig geen sprake kan zijn.

4.5.2 De keerzijde van de hiërarchische interventie

Met een hiërarchische interventie wordt in zekere zin de collegialiteit doorbroken, er ontstaat een andere omgeving. Dit kan positief uitpakken, maar kan ook negatieve gevolgen hebben: collega's vertrekken omdat ze in een dergelijke omgeving niet willen werken, men tolereert de nieuwe hiërarchie, maar schakelt terug in eigen initiatief ('oké, als jij de baas bent, laat dat dan ook maar zien'), of men hanteert het in een professionele omgeving gebruikelijke 'pocket veto'[12]: ja knikken en nee doen. In de zorg dreigt dan een lastige paradox: aan de ene kant zoekt het kabinet naar meer daadkracht en regie in de zorg en daarin is de regisserende verzekeraar een belangrijke pion, maar aan de andere kant is een van de peilers van het kabinetsbeleid de eigen verantwoordelijkheid en het eigen initiatief van burgers en organisaties en dat verdraagt zich niet altijd met een sterke regisseur.

De laatste tijd zijn er steeds meer auteurs (Vermaak, Checkland, Wierdsma en anderen) die de positieve waarden van de autonomie van de spelers in een collegiale omgeving onderkennen en benadrukken. Die autonomie is weliswaar lastig, maar levert ook initiatief, creativiteit en, als het goed is, het nemen van verantwoordelijkheid. Zij zoeken naar interventies en handreikingen om met behoud van deze positieve kanten toch meer sturing en richting te creëren. Dit lijkt een kwetsbaarder pad dan de hiërarchische interventie. Men zoekt hier naar een gezamenlijke ambitie die de collega's bindt en ook richting geeft, naar de leider die op basis van persoonlijk gezag leiding kan en mag geven, naar een respectvolle domeinafbakening tussen professional en management, naar 'incentives' die zowel het individuele als het collectieve belang dienen. Het gaat hier veeleer om het gedrag van de spelers in de uitvoering (zie par. 4.6) en minder over ontwerpbeslissingen.

4.5.3 'Er bewust mee omgaan'

Er is een link te leggen met de hybriditeit in het vorige hoofdstuk. De extreme variant van de hiërarchische interventie is in zekere zin de Russische staatsgezondheidszorg, waar de zorg volledig in het guardian domein zit.

---

[12] Het 'pocket veto' is formeel het recht van de president van de VS om een wet die door de volksvertegenwoordiging is aangenomen, niet uit te voeren. Hij heeft een veto en de volksvertegenwoordiging weet dat en moet dat accepteren. Dit begrip wordt ook wel gebruikt om de macht van professionals te beschrijven bij het invoeren van veranderingen. Het pocket veto wordt gebruikt bij (te) veel hiërarchie en bij onvoldoende dialoog, respect en acceptatie. Het kan vooral gebruikt worden in omgevingen waar medewerkers de mogelijkheid hebben grote delen van hun werk 'onzichtbaar' te maken. Denk aan de onderwijzer in de klas, de specialist in zijn spreekkamer of OK en de adviseur bij de klant (De Caluwé & Vermaak, 1999).

Een marktomgeving vraagt daarentegen om redelijk zelfstandige en autonome spelers, die door de markt (en niet door bazen) op een goede manier geprikkeld worden. De overheid (de ontwerper) moet erop (laten) toezien dat de autonome spelers op die markt ook het algemene belang dienen. Hier gaat het om het balanceren tussen de (hiërarchische) positiemacht van de regisseur of baas en de autonomie van de spelers. Ook hier lijkt het advies van Jacobs relevant: Ga er bewust mee om. Kijk of de voorgestelde interventie inderdaad een goede balans creëert tussen de gewenste stuurkracht van de beoogde regisseur en de positieve kanten van de autonomie, zoals creativiteit, initiatief en eigen verantwoordelijkheid (zie afbeelding 8). Dit geldt zowel voor de te ontwerpen besturingsarrangementen voor de zorgsector of delen daarvan, als voor een besturingsconcept van een zorginstelling.

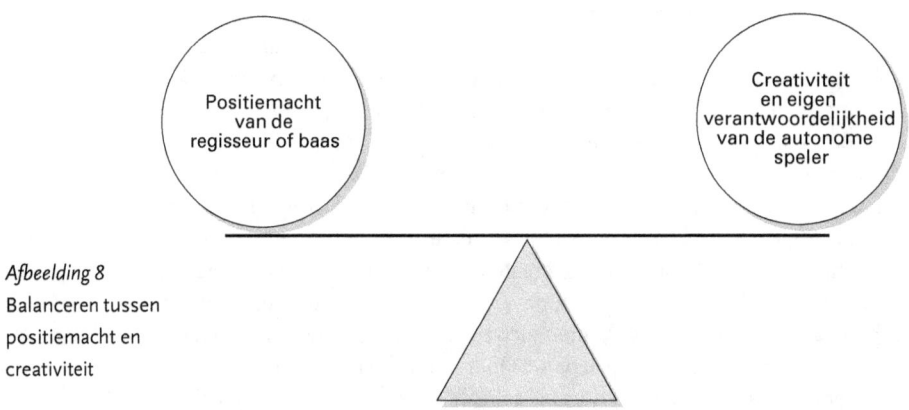

Afbeelding 8
Balanceren tussen positiemacht en creativiteit

Misschien nog belangrijker dan de keuze voor een bepaald besturingsarrangement is in een collegiale omgeving de vraag of die keuze kan rekenen op steun bij de deelnemers aan het spel. Ook in ontwerpbeslissingen zijn er vaak meerdere wegen die naar Rome leiden, met elk hun voor- en nadelen. Afhankelijk van de omstandigheden wordt een keuze gemaakt en dat is altijd een compromis tussen de voor- en nadelen van de verschillende opties. De vraag is of de spelers bereid zijn de consequenties van de keuze te aanvaarden en zich daarnaar te gedragen.

Als gevolg van de schaarste, het grote aantal professionals, maar ook de in een marktomgeving juist noodzakelijke autonomie van de spelers lijken ontwerpinterventies slechts een beperkte invloed te hebben op het collegiale karakter van de zorgsector. Daarom is het van belang dat de deelnemers adequaat kunnen omgaan met deze collegialiteit. Dat is het onderwerp van de volgende paragraaf.

4.6 Implicaties voor de speluitvoering

Wanneer we het collegiale karakter van de zorgsector beschouwen als een gegeven, zullen de verbeteringen vooral gezocht moeten worden in de (spel)uitvoering, het vermogen van de spelers om te kunnen omgaan met die collegialiteit. De collegialiteit creëert een permanente politieke onderhandelingsomgeving. Dat is geen gemakkelijke wereld en vraagt specifieke vaardigheden en omgangsvormen en dat is niet iedereen vanzelfsprekend gegeven.

> *Tijdens een fusieproces in de zorg kunnen de beide delegaties maar moeilijk de goede toon vinden in het overleg. Gelet op de grote verschillen in omvang van beide organisaties is er in feite ook meer sprake van een overname dan van een (gelijkwaardige) fusie. De grotere partij heeft de neiging zich als overnemende partij op te stellen en dat leidt tot wantrouwen bij de andere partij, die juist op zoek is naar een stuk erkenning voor de eigen organisatie. De begeleidend adviseur neemt de delegatie van de grotere partij apart en wijst erop dat de situatie van hen vraagt dat zij het 'fusiespel' spelen en niet het 'overnamespel'. Voor hen is dit traject belangrijk, maar voor de andere partij is het existentieel, zij dragen in feite de toekomst van hun organisatie over. Daarvoor is bovenal vertrouwen nodig en dat begint met onderling respect.*

Voor het spelen van dit spel is aanleg, training en oefening nodig. Dat vereist een goede selectie van medewerkers, leidinggevenden, vertegenwoordigers en beleidsmakers en goede opleidingsprogramma's (zie ook hoofdstuk 2). Hieronder volgen enkele handreikingen voor het spel in een collegiale omgeving. Ze zijn voor een deel gebaseerd op eigen ervaringen en observaties in de zorg en in de collegiale omgeving van een adviesbureau. Andere bronnen zijn literatuur over professionals, netwerken en onderhandelen, en gesprekken met mensen uit andere maatschappelijke sectoren. Een belangrijk vertrekpunt is dat het collega-spel geen wedstrijd is. Het is een spel waarin winnen niet ten koste van de ander mag gaan. Men is ook collega omdat er een gezamenlijk belang wordt onderkend, terwijl er tegelijkertijd beslissingen genomen moeten worden die soms de ene en dan de andere participant bevoordelen. Die weegschaal moet in balans blijven. Als één partij te veel verliest zal hij uit het spel stappen en dan zijn er alleen maar verliezers. De volgende uitspraak van de Nobelprijswinnaar Nash, opgetekend uit de film *A beautiful mind*, geeft dit goed weer: 'Als iedereen voor zijn eigen geluk strijdt, betekent dat nog niet dat de wereld daar beter van wordt. Pas wanneer iedereen voor zijn eigen geluk strijdt en tevens rekening houdt met het belang van de groep, kan een optimaal resultaat worden behaald.'

Deze uitspraak beschrijft een smalle marge. Hij erkent het eigenbelang, maar vraagt tegelijkertijd aandacht voor een groter, algemener belang, zonder dat dit op basis van hiërarchische verhoudingen kan worden afgedwongen. Daarvoor is onderling vertrouwen tussen de betrokken spelers nodig en juist dat is lang niet altijd vanzelfsprekend in de onderhandelingsarena's van de zorg. Vanuit dat perspectief zijn de volgende handreikingen opge-

schreven. Achtereenvolgens komen aan de orde:
- creëer transparantie;
- verleiden en blameren;
- ken elkaars werelden, belangen en mogelijkheden;
- sturen moet 'gegund' zijn;
- gepast stelling nemen;
- durf elkaar (onbevangen) aan te spreken;
- koester rituelen;
- zoek binding in een gezamenlijk doel;
- pas op met kopiëren.

4.6.1 Creëer transparantie

Veel discussies in de zorg lopen vast omdat er geen transparante en inzichtelijke gegevens beschikbaar zijn of omdat partijen de gegevens verschillend interpreteren. Daar valt veel te verbeteren.

> In het debat tussen specialisten en management over de kosten van AGIO's (Assistenten Geneeskunde In Opleiding) ontstaat een discussie over de AGIO-parameter in het budget van het ziekenhuis. Voor de Raad van Bestuur is dit een van de parameters die bepalend zijn voor het budget. Die parameter is statistisch vastgesteld, meer zit er niet achter. Analyses hebben aangetoond dat het aantal specialistenplaatsen een belangrijke verklarende variabele is voor de kosten in een ziekenhuis en een assistent wordt ingeschaald als een halve specialist. De specialisten daarentegen zien deze parameterwaarde als 'hun' geld. Zij spannen zich in om deze assistent op te leiden, zonder hen zou het ziekenhuis geen assistenten kunnen aanstellen. Vanuit deze verschillende waarheden is het moeilijk tot overeenstemming te komen.

Het ontbreekt hier aan een belangrijke voorwaarde, namelijk overeenstemming over de betekenis van de gepresenteerde gegevens. In deze casus bleef dat in het hele traject een storende rol spelen. Een ander voorbeeld komt van een adviesbureau.

> Tijdens een partnervergadering van een adviesbureau wordt een presentatie gegeven over de performance van de partners. De kern van de boodschap is dat een deel van de partners op of boven de vastgestelde (gemiddelde) omzettarget presteert en een deel daaronder blijft. De discussie hierover komt niet op gang. In de zaal hoor je allerlei commentaren: Is het wel reëel om alle partners aan dezelfde omzetmaat te meten, het is in de ene markt toch makkelijker dan in de andere? Het profiel van de partners is verschillend, we hebben markttijgers en meer inhoudelijk geïnteresseerden die veel aan productontwikkeling doen. Hoewel er heldere cijfers werden gepresenteerd, ontbrak een gezamenlijk referentiekader voor de interpretatie van de cijfers. De zaal werd met deze presentatie verdeeld in 'high performers' en 'underperformers', zonder dat er overeenstemming bestond over de criteria. Geen wonder dat er dan geen goed debat ontstaat.

In een collegiale omgeving is er veel te winnen met goede, inzichtelijke informatie. Dat wekt vertrouwen, het bevordert het gezamenlijk inzicht in de situatie en kan bijdragen aan de overtuigingskracht van de aangedragen oplossingen. Belangrijk is dat er een gezamenlijke duiding van die cijfers plaatsvindt.

Verleiden en blameren

Als de hiërarchische macht ontbreekt, kunnen verleiden en blameren krachtige instrumenten zijn. Het instrument verleiding is pas goed te gebruiken wanneer de onderhandelaar of beleidsmaker weet wat de belangen van de betrokken spelers zijn en op welke prikkels (geld, aanzien, erkenning, vrije tijd, snelheid van behandeling, et cetera) de verschillende partijen zullen reageren. Door alert te zijn op de expliciet of impliciet ingebouwde prikkels in beleidsvoorstellen en de daaraan gekoppelde verleidingsmogelijkheden, kan veel winst worden geboekt.

Blameren ('shaming'), maar ook complimenteren kan zeer effectief zijn bij zorgvuldig gebruik. In het 'glazen huis' van de zorg hebben alle spelers een zekere huiver voor negatieve publiciteit. Daardoor is de dreiging van dit soort publiciteit een effectief instrument, dat echter ook kan doorschieten. We kunnen het ons (nog) niet permitteren dat een zorginstelling door negatieve publiciteit volledig uit de markt wordt geprijsd. Blameren vraagt om een passend en gedoseerd gebruik.

> *De lerares in de onderbouw van een basisschool hangt een lijstje op de deur van de klas waarop de ouders staan wier kinderen hun rapport nog niet hebben ingeleverd. Als de ouders hun kinderen naar school brengen, kunnen ze dit lezen. Dit blijkt veel effectiever (en efficiënter) dan het individueel aanspreken van die ouders. Iedereen ziet de lijst en men wil er liever niet op staan.*

Dit soort lijstjes (benchmarks) lijken in een collegiale omgeving een passend instrument, ze liggen in het verlengde van de eerder genoemde noodzaak van transparantie. De positie van een organisatie of persoon op de ranglijst moet verklaard worden en er ontstaat een stilzwijgende druk om van de lijst af te komen of om te stijgen op een ranglijst. Het management van een instelling kan dit instrument aanscherpen door successen te vieren en een mindere positie serieus te nemen. De 'open-coördinatiemethodiek' die in de Europese context wordt gehanteerd (zie bijlage 2) is hiervan een goed voorbeeld.

Het instrument benchmark krijgt de laatste tijd terecht steeds meer aandacht in de zorgsector, die zoekt naar transparantie en inzicht in de performance van de verschillende spelers. Maar het instrument heeft ook een keerzijde en dat vraagt om zorgvuldig gebruik. Een lijst met de honderd beste chirurgen van Nederland kan het algemene en veilige gevoel doorbreken, dat de Nederlandse chirurgen capabel zijn en dat je je in vertrouwen aan hen kunt overgeven. Wat gebeurt er als een patiënt ontdekt dat zijn behandelend arts niet op die lijst staat of pas op plaats honderdvijftig? Wil hij per se naar een ander, gaat hij zijn verzekeraar aanspreken op de kwaliteit van de gecontracteerde zorg? Er ontstaat een prikkel voor specialisten om (hoger) op die lijst te komen. Maar welke middelen hanteren zij daarbij? Gaat een specialist extra zijn best doen of gaat hij risicovolle behandelingen mijden? Benchmarks zijn een passend instrument, maar verkeerd gebruik voedt het wantrouwen, want met cijfers is zoveel te bewijzen. Een voorbeeld uit het onderwijs:

> *Een dyslectisch meisje heeft op de lagere school een moeizame periode gehad. De leerkracht in groep 8 stelt voor dat zij niet meedoet aan de CITO-toets. Zij zou overvraagd worden en de resultaten zijn waarschijnlijk niet bruikbaar voor een goede schoolkeuze. Terecht en adequaat, gezien de situatie van het meisje. Maar ook, zo merken de ouders na het gesprek op, goed voor de statistieken van de school.*

Wanneer kies je voor blameren of voor een compliment? Die afweging is een kwaliteit van de bestuurder en zijn gevoel voor de situatie.

> *De heer Timmer was in 1998 en 1999 verantwoordelijk voor de millenniumproblematiek rondom alle ICT-toepassingen in onze samenleving. Eind 1998 publiceerde hij met zijn team een lijst van sectoren die nog onvoldoende werk maakten van dit probleem. Het was een poging om ook deze sectoren in beweging te brengen. Medio 1999 drong zijn staf erop aan om weer zo'n lijst te publiceren, omdat het in een aantal sectoren nog steeds niet goed ging. Maar Timmer koos een andere strategie, er werd een lijst gepubliceerd van sectoren die juist uitstekend op schema lagen.[13]*

4.6.3 Ken elkaars werelden, belangen en mogelijkheden

In een sector van dilemma's en multibelangen is het belangrijk dat de partijen de 'wereld' van de ander kennen en gevoel hebben voor de mogelijkheden en onmogelijkheden daar. Een goed zicht op en respect voor elkaars belangen kan uiterst nuttig zijn bij het vinden van gezamenlijke oplossingen.

> *Als een van de eerste punten op de agenda van het regionaal overlegplatform staat standaard het 'rondje langs de velden'. Hoewel niet altijd voor iedereen even interessant, is het wel noodzakelijk. Dat is te merken wanneer de voorzitter het punt een keer overslaat om tijd vrij te maken voor een urgent en acuut thema. In een goed functionerend platform komt de behoefte aan informatie dan terug in de rondvraag.*

Als iemand of een partij tegen een bepaald voorstel is, is het belangrijk om na te gaan of hij het geen goed idee vindt of dat hij zijn organisatie of achterban niet kan committeren aan het voorstel, in verband met regels of belangen die dat belemmeren. In een collegiale omgeving is het verschil tussen niet kunnen en niet willen bij onderhandelingen groot. Het heeft geen zin de andere partij te overvragen, dat leidt alleen maar tot verwijde-

---

[13] Opgetekend tijdens een inleiding van de heer Timmer voor de partnervergadering van Twynstra Gudde.

ring en verlies van vertrouwen. Het helpt vaak om een probleem van meer kanten te bekijken.

> In een fusieproces zijn de twee betrokken directeuren toe aan het invullen van het nieuwe managementteam. Het debat hierover stokt al snel, ze komen er niet uit en melden dit in de volgende bespreking met hun begeleidend adviseur. Na een paar vragen wordt duidelijk dat zij maar één criterium hanteren: wie van de kandidaten is de beste? Hierop loopt het vast. De adviseur raadt hen aan om in deze fase meer criteria toe te laten. Het is legitiem om ook te spreken over persoonlijke voorkeuren en over een evenredige vertegenwoordiging van beide partners in de nieuwe organisatie. Dat mag er niet toe leiden dat een ongekwalificeerde kandidaat wordt benoemd, maar enige concessie op het punt van kwaliteit is mogelijk en te verdedigen. Het toevoegen van deze criteria biedt de directeuren meer ruimte en het is ten opzichte van de kandidaten ook transparanter. Als alleen het kwaliteitscriterium wordt gehanteerd, is het niet benoemen tegelijkertijd een kwaliteitsoordeel. Met de andere criteria erbij wordt de boodschap niet leuker, maar wordt de beoordeling wel anders gekleurd.

4.6.2 Sturen moet 'gegund' zijn

Ook in een collegiale omgeving zonder duidelijke hiërarchie moet het spel bepaald worden. Bij succesvolle projecten in de zorg zijn er vrijwel altijd personen aan te wijzen die in de ogen van alle betrokkenen cruciaal zijn geweest voor het welslagen van het project. Dat zijn de 'spelbepalers', die de vaardigheden hebben om het lastige spel te spelen en dat van hun omgeving mogen. Soms doen ze dat vanuit een concrete projectleidersrol, soms ook meer faciliterend op de achtergrond.

> De danser Nijinski uit Rusland kwam begin twintigste eeuw naar het westen en maakte daar furore. Richard Buckle (1972) citeert in zijn boek 'Nijinski' de auteur Benois: 'It is impossible to believe that the painters, musicians and choreographers who gave birth to the movement known as Mir Ikustun, the world of art (waar Nijinski deel van uitmaakte, PvdL), would have worked to such good effect had not Diaghilev placed himself at their head and taken command of them. There was one thing lacking in the artists of that generation who have since become world famous. They lacked the spirit to fight and impose themselves. This spirit Diaghilev possessed in the highest degree.'

De omgeving moet deze spelbepalers herkennen en ze de ruimte geven om hun 'ding' te doen. Soms betreft dit een formele benoeming, maar soms gaat het om een zich ontwikkelend talent. Hiervoor is vertrouwen nodig en dat is niet altijd vanzelfsprekend aanwezig. Het is zowel voor de spelbepaler als voor de 'bespeelden' een subtiel spel. Het citaat uit het boek over Nijinski vermeldt niet of de artiesten de bemoeienissen van Diaghilev altijd op prijs hebben gesteld. Het is ook zeer de vraag of daar een goed gesprek aan vooraf is gegaan. Toch is dat juist waar Vermaak (1997) voor pleit in zijn artikel 'Ze zeggen dat professionals niet te managen zijn'. Hij pleit voor een constructieve onderhandeling tussen professional en management, waarin vanuit onderling respect een passende domeinafbakening en rolverdeling wordt afgesproken. Management en professionals hebben kwaliteiten waarmee ze elkaar aanvullen, het is zonde als die verkeerd worden gebruikt. Dezelfde boodschap is te lezen in het boek van Maister en McKenna (2002) over collegiaal leiderschap in een professionele omgeving: 'Niettemin is het noodzakelijk, willen het team en de leider succes boeken, dat men het eens is over de rol, verantwoordelijkheid, aansprakelijkheid en prestatiecriteria van de leider – en die vastlegt. U moet het eens zien te worden met degenen die onder uw toezicht staan en met degenen aan wie u verantwoording aflegt. Het is opmerkelijk hoe weinig dat gebeurt.' Mijn vroegere collega Albert Oving zei over managementposities in ons bureau: 'het moet je gegund worden, anders kun je er beter niet aan beginnen'.

Om adequaat te kunnen opereren in een collegiale omgeving moet zijn positie de spelbepaler gegund zijn, maar hij moet ook beschikken over de noodzakelijke kwaliteiten en vaardigheden. Die zijn vaak niet breed voorradig. Dan is het lastig dat er juist in een collegiale omgeving nogal eens wordt gekozen voor een roulerend voorzitterschap. Zo komt weliswaar iedereen een keer aan de beurt, maar er is geen garantie voor bestuurlijke kwaliteiten en er wordt ook geen routine opgebouwd. De deelnemers en het ambtelijk apparaat moeten zich steeds opnieuw instellen op een nieuwe voorzitter, met andere eigenaardigheden. Dat is een hoge prijs, die men goed moet wegen. Het kan ook leiden tot een dermate geprofessionaliseerd ambtelijk apparaat dat de kwaliteiten van de voorzitter er nauwelijks meer toe doen. Het is de vraag of dat de bedoeling is.

Wie is nu geschikt om een dergelijke rol te vervullen? Dat is lastig te beschrijven, het is een combinatie van eigen vaardigheden en de 'gunning' van anderen. Echte netwerkers, mensen die effectief kunnen opereren en sturen in een collegiale omgeving, kunnen iets wat anderen niet kunnen. Ze lijken zich minder dan anderen zorgen te maken over hun eigen formele positie en hun bevoegdheden, maar zijn vaak zeer alert op de positionele gevoeligheden van anderen. Ze hebben een goed ontwikkeld gevoel voor hoe de hazen lopen en voor de formele en informele mogelijkheden. Ze stralen betrokkenheid, maar ook iets onafhankelijks uit. Wat opvalt is dat ze zelf vaak niet in staat zijn om goed uit te leggen wat ze doen en waarom. Dat maakt ze soms onnavolgbaar en dus ook kwetsbaar. De andere spelers moeten hen vertrouwen. Dit vertrouwen is altijd een tijdelijke zaak en vraagt voortdurend onderhoud. Een herkenbare integriteit en onafhankelijkheid van de spelbepaler helpt daarbij. Er zijn talenten die dit al konden toen ze geboren werden en er is een groep die dit vak kan leren door met name ervaring en coaching in de praktijk. De belangrijkste interventie is het herkennen en erkennen van deze kwaliteiten en ze laten meewegen bij benoemingen op dit soort plaatsen.

In het licht van het bovenstaande is het niet vreemd dat juist in deze context met enige regelmaat externe adviseurs worden ingezet, om het beste van twee werelden te combineren. Je kunt iemand dan selecteren op zijn specifieke vaardigheden en de onafhankelijkheid is een belangrijke basis voor de 'gunning' van de omgeving. Een nadeel is dat de directe betrokkenheid van een eigen voorzitter ontbreekt.

4.6.3 Gepast stelling nemen

Lang niet altijd is er helderheid over de vraag wie er op een bepaald moment mag sturen. Vaak is onduidelijk wie aan zet is, wiens beurt het is. Of het nu de Raad van Bestuur van een ziekenhuis, de stafvoorzitter of het stafbestuur, de directeur van een adviesbureau of de burgemeester in een college van B&W is, ze spelen een lastig spel met een beperkt instrumentarium. Meebuigen, nog eens gaan praten, wachten op het juiste moment, stelling nemen, de confrontatie kiezen, al deze tactieken zijn aan de orde. Dit vraagt om 'gepast stelling nemen'.

> *Een premier bereikt meer als hij erin slaagt zich te plooien naar de situatie, zonder onduidelijkheid te laten bestaan over zijn inzet. Hij moet duidelijk zijn en tegelijkertijd inschikkelijk. Dat kan alleen als hij zich bewust is van zijn politieke grenzen. Zijn onderhandelingspartners weten dan waar hij staat én ze weten dat met hem te praten valt. Zijn gezag komt met het vertrouwen dat hij daarmee wekt. (Trouw, 23 mei 2003)*

Onuitgesproken probleempjes en meningsverschillen hebben de neiging ondergronds te gaan en te blijven doorzeuren en kunnen dan zelfs escaleren in een crisis. Tussen het gebruikelijke gedoe en de crisis zit gepast stelling nemen van spelers die hun verantwoordelijkheid beseffen en daarnaar handelen. Hun stellingname geeft de andere spelers houvast.

> *De Raad van Bestuur (RvB) van een groot fusieziekenhuis heeft een slepend conflict met de medische staven over de beoogde integratie van het medisch zorgbedrijf. Alles lijkt al geprobeerd, de stemming verslechtert en de positie van het ziekenhuis in de regio begint er onder te lijden. De RvB wacht op het juiste moment om de confrontatie aan te gaan. Maar, waarschuwt een bevriende adviseur, tijdens dit wachten kan ook het gezag van de RvB afnemen. De organisatie kijkt al een tijdje met verwondering toe en begint zich af te vragen waarom de RvB niet ingrijpt. Het zou toch treurig zijn als op het 'juiste moment' de RvB haar gezag om te handelen verloren heeft. Mede op basis van dit gesprek besluit de RvB duidelijk stelling te nemen in het conflict. Het blijkt een doorbraak te zijn.*

Vaak voelen alle partijen op een gegeven moment wel dat er iets moet gebeuren. Iedereen zit een beetje op elkaar te wachten. Dan helpt het als de spelers (en niet alleen de spelbepaler) gepast stelling nemen. Gepast stelling nemen heeft te maken met timing (het juiste moment), dosering (hoe confronterend ben je), de juiste toon (een rationeel inhoudelijke benadering of persoonlijk) en vooral met de congruentie tussen de stellingname en de eigen functie. Het is belangrijk om daarin consistent te zijn, dat biedt de anderen houvast en men kan daarop anticiperen. Maar die consistentie is lang niet altijd gemakkelijk.

> In een zorginstelling wordt een financieel tekort zichtbaar. De RvB stelt een taskforce in, waarin enkele managers en stafmensen zitting nemen. Tevens wordt een bulletin uitgegeven voor het personeel, ondertekend door de secretaris van de RvB. De RvB kiest ervoor dit probleem conform de gekozen besturingsfilosofie (zoveel mogelijk decentraal) op te pakken en blijft op de achtergrond. Dan escaleert het probleem opeens om onduidelijke redenen en er ontstaat een crisissfeer. De RvB meldt zich aan het front en ondertekent zelf het derde bulletin voor het personeel. Er wordt door de Raad van Toezicht een externe adviseur ingeschakeld. Die constateert onder meer dat de RvB misschien wat te laat stelling heeft genomen. De RvB voelt zich onheus aangesproken, zij hebben juist consequent vastgehouden aan de overeengekomen besturingsfilosofie. Wat is waar?

Hier zijn verschillende percepties van de situatie en dat geeft vooral aan hoe lastig gepast stelling nemen in de praktijk kan zijn. Toch is dit een belangrijke succesfactor voor een goed verloop van het collega-spel. Gepast stelling nemen sluit ook aan bij de discussie over de positionering van de overheid in de gezondheidszorg (zie hoofdstuk 3). De onduidelijke opstelling van de zich terugtrekkende overheid is een belangrijke verstorende factor in deze sector, omdat de overheid daarmee de andere spelers te weinig houvast biedt.

4.6.6 Durf elkaar aan te spreken

Elkaar aanspreken ligt in het verlengde van gepast stelling nemen. Zoals eerder geconstateerd, is verhullend taalgebruik in een collegiale omgeving niet ongebruikelijk. Wellicht is men bang op een ander moment zelf aangesproken te worden of vraagt men zich af of men wel gelegitimeerd is om er wat van te zeggen. Hierdoor ontstaat er gemakkelijk een soort verlamming, een gelatenheid. Het kan ook een negatief beeld oproepen bij de buitenwereld, zoals het beeld over het medisch tuchtrecht ('die dokters dekken elkaar toch').

> Een afdeling heeft vijf assistenten in opleiding. Na een reeks incidenten rond één van hen melden de vier anderen zich bij hun professor om over het functioneren van hun collega te praten. Een hoogst ongebruikelijke stap in deze omgeving. Zij vinden eigenlijk dat de opleiding van deze assistent moet worden afgebroken. De professor zegt erover na te zullen denken. Na enige tijd meldt hij dat hij vindt dat hij het niet kan maken de opleiding nu nog af te breken, want 'hij moet nog maar een jaar'.

Een extreem voorbeeld? Misschien, maar een echt transparant kwaliteitsdebat onder collega's blijkt lastig. Het is de vraag of dat onwil is of onvermogen. Vaak is men in professionele omgevingen wel degelijk op de hoogte van de onderlinge kwaliteitsverschillen en wordt daar in de praktijk van het werk ook naar gehandeld. Het wordt pas lastig als er, zoals in het voorbeeld, interventies nodig zijn. De legitimiteit en de verantwoordelijkheid om iemand aan te spreken op zijn functioneren wordt vaak afgeleid van de functie of (hiërarchische) positie die iemand bekleedt. Maar onder collega's ontbreekt die legitimiteit. Een stafvoorzitter heeft die positie niet ten opzichte van de andere specialisten. En datzelfde geldt voor de voorzitter van een regionaal aanbiederplatform. De geloofwaardigheid van een groep wordt mede gevoed door het zelfreinigend vermogen, het vermogen om de eigen problemen op te lossen. Collega's zijn gevoelig voor oordelen van 'peers', mits hierbij zorgvuldigheid wordt ervaren. Het elkaar aanspreken vraagt lef, vaardigheden en een zekere onbevangenheid om hierin effectief te zijn en ongewenste escalaties te voorkomen. Het vraagt ook het vermogen om iemand die aansprekende rol te laten vervullen.

Koester rituelen

Rituelen zijn belangrijk en bieden houvast bij afwezigheid van structuren. We zien dat bijvoorbeeld in het politieke bedrijf. Af en toe krijgen de burgers genoeg van de achterkamertjespolitiek en dan moeten de deuren en ramen in Den Haag open. Het vervolg heeft iets komisch. Er ontstaat verwarring en na verloop van tijd worden kwalificaties als amateurisme gebruikt. Dan wordt de waarde van de oude rituelen opnieuw ontdekt.

> *Op een zeker moment werd het ontgroenen bij studentenverenigingen afgeschaft. Maar met het in de ban doen van het 'afzeiken' was er ook iets weggevallen. 'Afzeiken' was niet alleen vernederend, maar ook een manier om met een onbekende in gesprek te komen, met alle risico's van ontsporing, dat wel. Het is niet iedereen gegeven om 'gewoon' een gesprek te beginnen met een nieuweling in de sociëteit. Daar zijn soms rituelen voor nodig.*

Rituelen kunnen mensen over de drempel helpen. Het jaarlijkse uitje (met partners) van een adviescommissie is goed voor de onderlinge relaties. Tussen de bedrijven door wordt er tijd gevonden om iets uit te praten wat er tijdens de altijd drukke reguliere vergaderingen niet van komt. Een vaste agenda voor een regioplatform, waarop ook de wat saaie informatiepunten staan, biedt toch houvast. De 'state of the union' van de Amerikaanse president is een moment waarop hij de hoofdlijnen van zijn beleid schetst en dat geeft zijn omgeving (in binnen- en buitenland) houvast. Een afspraak om een bepaald veranderingstraject tweejaarlijks te evalueren is minder bedreigend dan een evaluatie die wordt afgedwongen door een conflict en kan daardoor juist veel effectiever zijn.

Een aardig inzicht in de effectiviteit van rituelen biedt *Een levensregel voor beginners* van W. Derkse (2000). Hij vergelijkt de leefregels in een klooster met de gebruiken in moderne organisaties. Het is opvallend om te ontdekken dat de 'stoffige' kloosterregels soms uitgekiende besturingsinstrumenten blijken te zijn. Zo kent een kloostergemeenschap het periodieke kapitteluurtje om kleine ergernissen uit te spreken en de onderlinge verhoudingen zuiver te houden. Het zou voor menig organisatie (of team) een nuttige functie zijn.

4.6.8 Zoek binding in een gezamenlijk doel

Juist in een collegiale omgeving is een gezamenlijke richting belangrijk. Een gedeeld doel kan een belangrijke bindende factor zijn. Dit kan een heel concreet wenkend perspectief zijn (bijvoorbeeld nieuwbouw) of een acuut dreigende crisis (bijvoorbeeld het tekort aan huisartsen in de eerste lijn of het overleven van de eigen organisatie in een financiële crisis). Maar het kan ook gaan om goede zorg voor patiënten in de regio of het milieu. Het gezamenlijke doel legitimeert mensen om gezamenlijk op te trekken en niet (alleen) voor het eigen belang te strijden. Het is belangrijk voor een groep om dit doel regelmatig te ijken. Dit kan in de jaarlijkse beleidscyclus, maar dat mag dan geen leeg ritueel zijn. Er moet nagegaan worden of iedereen het gezamenlijke doel nog deelt. Als dat niet zo is, moet het doel worden bijgesteld of moet de groep (bijvoorbeeld een regionaal platform) een andere samenstelling krijgen. Wanneer hier geen aandacht aan wordt besteed, komen er al snel de barsten in het front.

Het is van groot belang dat het gezamenlijke doel of de gezamenlijke ambitie reëel is. De betrokkenen moeten zich dit doel kunnen voorstellen, het moet haalbaar zijn en passen bij de betrokkenen. Dat is niet altijd makkelijk.

▼ | *In de jaren negentig was er een sterke internationaliseringtendens in de adviesbranche. Om mee te kunnen blijven doen moest men internationaal. Dit leidde onder meer tot overnames van buitenlandse partners. Achteraf moesten veel bureaus constateren dat ze geprobeerd hebben iets anders te worden dan ze feitelijk waren, een aan de Nederlandse cultuur gebakken, professionele maatschap. Dat zijn dure lessen, maar ze leiden wel tot een beter gevoel voor 'eigenheid'.*

▼ | *Een medische staf kan de ambitie uitspreken om het ziekenhuis 'over te nemen', bijvoorbeeld in de vorm van een Medical Board. Het is echter zeer de vraag of de betrokkenen de implicaties daarvan onderkennen en de bijkomende verantwoordelijkheden kunnen en willen dragen. Dergelijke ambities kunnen een groep binden, maar ook uit elkaar drijven als men de beoogde rol niet blijkt te kunnen waarmaken.*

Hier is een blik op de Europese Unie relevant. In het verleden waren vooral het voorkomen van oorlog en economische krachtenbundeling de drijvende ambities van de participanten. Nu worstelt Europa met haar plaats op het wereldtoneel en haar positie ten opzichte van de Verenigde Staten. Daarover hebben de deelnemende landen zeer verschillende opvattingen en dat is niet bevorderlijk voor de samenhang en cohesie in de groep.

Elke groep moet zich regelmatig de vraag stellen of er nog voldoende 'common ground'[14] is voor de gezamenlijke activiteiten.

---

[14] *'Common ground' is een begrip uit de 'future search'-aanpak van Weisbord en Jannof (2000). Een van de onderdelen van hun methode is dat zij met 'het systeem' op zoek gaan naar de zaken die hen bindt, de waarden of de ambities die ze delen.*

4.6.9 Pas op met kopiëren

Voor de besturing van collegiale omgevingen is het nuttig om te kijken naar ervaringen elders, daar kan van geleerd worden. Maar men moet oplossingen die elders zijn bedacht, niet te gemakkelijk kopiëren. Juist oplossingen in een collegiale omgeving blijken vaak erg situatiegebonden. Het succes wordt sterk bepaald door de chemie tussen individuele spelers of door specifieke financiële, geografische of demografische omstandigheden. Zomaar kopiëren is dan riskant. Je mist dan immers het eigen leerproces en bovendien is vaak niet bekend welke andere oplossingen men elders heeft overwogen en waarom deze zijn verworpen.

4.7 De spelers maken dit spel

Met de collegialiteit is, na de hybriditeit, de tweede grote onderstroom in de zorgsector besproken. De collegialiteit is een gegeven in de zorgsector en we zullen daarmee om moeten gaan. We zullen er rekening mee moeten houden als we besturingsarrangementen kiezen of ontwerpen, maar het vraagt vooral om specifieke competenties en vaardigheden van de spelers. In het personeelsbeleid (werving en selectie, training en opleiding) moet daar rekening mee gehouden worden.

In verband met de toenemende marktwerking in de zorg wordt er op dit moment al snel gekeken naar de kwaliteiten van managers die in het bedrijfsleven zijn 'grootgebracht'. Dat is begrijpelijk en terecht, want de nieuwe context van de zorg heeft zeker behoefte aan vaardigheden en ervaring die in die zakelijke omgeving meer ingeburgerd zijn. Maar niet onderschat moet worden dat juist managers in de zorgsector hebben leren omgaan met de lastige collegiale context. En ook die ervaring is belangrijk. We moeten op zoek naar een nieuwe balans.

Het is misschien wat ver gezocht, maar wellicht kunnen managers die actief willen zijn in de collegiale zorgsector nog wel wat leren van de wereld van artiesten en performers en de managers die daar actief zijn. Ook daar gaat het vaak over sturen zonder macht. Kijk eens naar de dirigent, die van individuele artiesten, inclusief de prima donna's, een orkest maakt, of naar de managers van artiesten of voetbalsterren, die een dienende functie hebben en soms rotklusjes opknappen voor de ster, maar die, als ze goed zijn, toch hun eigenwaarde weten te behouden en effectief zijn. Deze managers hebben zeker hun eigen specifieke problemen, maar dat wil niet zeggen dat er van hen geen lessen te leren zijn.

5 De Haagse arena

'*Making privatization laws is the easiest part in the transformation of companies in the former Eastern European countries. (...) But what efforts have to be put in coherent behaviour, so that the old victims of the state monopolies start to become aware that they are: customers!*' (Hoebeke, 1994)

In de Haagse arena worden de spelregels gemaakt voor de zorgsector. Een onomstreden rol, maar men slaagt er maar niet in om een goed speelbaar spel te ontwerpen dat de problemen van deze tijd aankan én tegemoet komt aan de maatschappelijke doelstellingen zoals kwaliteit, toegankelijkheid en acceptabele kosten. De sector bevindt zich al meer dan een decennium in een overgangsperiode naar een nieuw, meer marktgericht stelsel. Dat leidt regelmatig tot verwarring en tegenstrijdige signalen en het biedt de spelers in het veld vaak weinig houvast. 'It is not for lack of trying', zoals in de inleiding al is geconstateerd. Er wordt veel energie en geld geïnvesteerd in het ombouwen van de zorgsector, zowel wat betreft de cure als wat betreft de care. In de voorgaande hoofdstukken is gewezen op de complexiteit van de sector. Dat maakt ook het ontwerpen van goede besturingsarrangementen voor deze sector zo moeilijk.

Dit hoofdstuk probeert enig inzicht te bieden in het functioneren van de Haagse arena en in de belemmeringen die daar aanwezig zijn om tot adequate besturingsarrangementen te komen. In de eerste paragraaf passeren de belangrijkste actoren in deze arena de revue. Die zijn te zien in afbeelding 9. In het centrum staan de politici, die uiteindelijk de besluiten nemen of sanctioneren, ondersteund door de minister en het departement van VWS. Daaromheen wordt het lastig om een hiërarchie (naar invloed) aan te brengen. Daar zijn de andere departementen (zoals Financiën, Sociale Zaken en Economische Zaken) die ieder hun eigen belangen hebben bij de zorgsector. Maar ook het Utrechtse circuit, met de vele koepel- en brancheorganisaties, speelt een belangrijke rol. Dan zijn er nog de verschillende adviesorganen en de ZBO's zoals de Gezondheidsraad, de Nationale Raad voor de Zorg, het CTG, het CVZ, het CBz en natuurlijk de nieuwe Zorgautoriteit in oprichting (ZAio). Verder zijn er de patiëntenverenigingen, de Consumentenbond, de vakbonden en de werkgevers. Ten slotte is er in deze arena ontegenzeggelijk ook een rol voor de media. Wie zijn al deze actoren, wat drijft hen en hoe zitten ze in het spel?

In paragraaf 2 volgt een overzicht van de Haagse 'handicaps' die het beleidsproces bemoeilijken. In paragraaf 3 wordt gekeken of er in deze arena verbeteringen in het ontwerpproces mogelijk zijn.

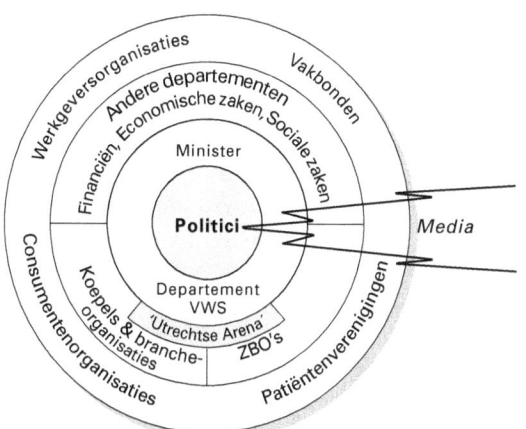

Afbeelding 9
De spelers in de arena

5.1 De spelers in de arena

Het is lastig om de verschillende actoren in de Haagse arena te beschrijven, vooral als we ons niet zozeer richten op hun feitelijke taken en verantwoordelijkheden, maar veeleer op hun gedrag en de dilemma's waar zij mee om moeten gaan. Zoveel belangen, zoveel brillen en zoveel interpretaties. Hieronder volgen enkele persoonlijke observaties.

5.1.1 De politici

In de hoofdstukken 2 en 3 is al opgemerkt dat de zorgsector bij uitstek een Haags bemoeigoed is. Het is bovendien een portefeuille waarmee een kamerlid zich kan profileren, het gaat ergens over. Het politieke debat speelt zich af op een zeker abstractieniveau, als gevolg van de fundamenteel verschillende uitgangspunten (geliefde werelden) van de betrokken politieke partijen, de vaak onoplosbare dilemma's van de zorgsector en de algehele hectiek in de Haagse arena. Het debat wordt gekenmerkt door versimpeling, een gevoeligheid voor retoriek en de actuele pluswoorden, gelardeerd met praktijkvoorbeelden uit de media of uit de eigen familiekring. Dit doet niet altijd recht aan de complexiteit van deze sector. Daardoor wordt (te) veel beleid gebaseerd op 'gehoopt gedrag' van de spelers. Men noemt de verzekeraars als regisseur 'maatschappelijk verantwoordelijk' en hoopt dan dat de sector daarmee in goede handen is. Maar er wordt te weinig tijd genomen om na te gaan waaróm een verzekeraar zich maatschappelijk verantwoordelijk zal gaan gedragen, welke prikkel hem daartoe brengt, welke beloning hem te wachten staat. Enthoven schrijft hierover in *A tale of two countries* (2002):

> ▼ *President Reagan liked the rhetoric of markets and competition, but he mistook that for merely abolishing some existing regulation. Apparently his advisers did not understand that to create market forces that would motivate improvement of quality and*

> *value for money, the employment-based health insurance system would have to be restructured fundamentally so that every individual employee would have a responsible choice from among a variety of health insurance plans.*

De pluswoorden in het politieke debat van deze tijd zijn vraagsturing, deregulering, eigen verantwoordelijkheid, maatschappelijke verantwoordelijkheid en gereguleerde marktwerking. Mooie begrippen, waar je moeilijk tegen kunt zijn en die in het debat bijna allemaal, terecht of onterecht, worden gekoppeld aan de invoering van meer marktelementen in de zorg. De traditionele tegenstanders van de vrije markt zijn de afgelopen decennia ver opgeschoven. De tijdgeest is onmiskenbaar op de hand van het marktdenken (zie hoofdstuk 3). Hieronder ligt een lastige worsteling met de grote dilemma's. Het is voortdurend balanceren tussen het belang van goede zorg voor de patiënt en betaalbaarheid voor de Nederlandse economie en tussen het geloof in de markt en de noodzaak van overheidsregulering. Het is een kunst voor de politici om de vele heren die in deze sector moeten worden gediend, op een voor de kiezer geloofwaardige manier met elkaar te verbinden.

In de Haagse politiek is een diepgeworteld wantrouwen voelbaar jegens de 'zorgmaffia', de bestuurders en vertegenwoordigers van instellingen, beroepsgroepen en verzekeraars uit de sector, die te veel oog zouden hebben voor hun eigen belang. Men aarzelt om daar informatie te halen, bang om te worden meegezogen in de conserverende krachten van de sector. Tijdelijke taskforces of adviescommissies worden regelmatig bevolkt met deskundigen van buiten de sector. Ook de ZBO's, kennisbolwerken bij uitstek, worden met enig wantrouwen bekeken. Zij zijn immers onderdeel van de 'oude' wereld. Het wantrouwen is misschien niet helemaal onterecht, maar deels wel zelf opgeroepen. De spelers in het veld hebben geleerd van de relatieve onbetrouwbaarheid en onvoorspelbaarheid van de overheid en de politici. Een gezonde dosis opportunisme is hen inmiddels niet vreemd.

Het hierboven geschetste beeld komt wellicht wat cynisch over, maar dat is niet bedoeld. De meeste woordvoerders van de politieke partijen zijn oprecht betrokken bij de sector en zij hebben geen makkelijke klus. Maar soms maken ze het de insiders in de zorg wel moeilijk.

> ▼ | *Tijdens een congres is er aan het einde van het programma een paneldiscussie tussen de woordvoerders van de grote partijen in de Tweede Kamer. De zaal is gevuld met managers en professionals uit de sector. Het debat heeft iets van een toneelstuk, de uitspraken lijken meer bedoeld voor de journalisten achter in de zaal dan voor de deelnemers aan het congres. De retoriek en de pluswoorden overheersen. De zaal verliest al snel haar belangstelling.*

De politici worden overvraagd. Ontwerpen (van beleid) is een vak en het is niet hun vak. Zij zijn goed in het Haagse spel en zijn hooguit goede amateurs als het gaat om de moeren en bouten van de complexe zorgsector. Zij zouden vooral een toetsende rol moeten hebben, op basis van enkele heldere, politiek uitgediscussieerde criteria. Zij zouden moeten worden gevoed door goed gedragen en goed doordachte voorstellen van de vakminister en het departement. Dit lukt echter niet in de Haagse arena en het is moeilijk te zeggen of dat nu komt door de kwaliteit van de departementale voorstellen, door de hectiek en tijdsdruk of door het glazen huis waarin het debat zich afspeelt en waarin politici altijd aanspreekbaar zijn. Je kunt politici verwijten dat ze zich wel erg makkelijk in die aanspreekbare en ook ontwerpende rol laten duwen. Enige zelfkennis en zelfbeheersing zou hen sieren. In dat kader is een waarschuwing van Hoebeke (2004) op zijn plaats, al zal die mogelijk het wantrouwen weer wat voeden: 'He who thinks he is controlling from without is asking to be cheated by those whom he thinks he controls.'

De dilemma's van de politici
- Goede zorg versus betaalbare zorg.
- Marktregulering versus overheidsregulering.
- Beleidsconsistentie versus politieke haalbaarheid.
- Het maatschappelijk belang versus de eigen (persoon of partij) profilering.

5.1.2 De minister en het departement van VWS

Het is lastig om consistent beleid te maken voor politieke bestuurders, die op vele prikkels reageren en soms onnavolgbare wendingen kunnen en moeten maken. Maar dit is een vak en goede ambtenaren moeten dat vak beheersen. VWS is in dat opzicht misschien wel een lastiger departement dan sommige andere, gelet op de aard van de maatschappelijke sector die zij bestiert. De beleidsontwikkeling rond de zorgsector speelt zich immers af in een glazen huis. De complicaties die dat met zich brengt, zijn al geschetst in hoofdstuk 2. Dit vraagt bepaalde vaardigheden van de minister en van het ambtelijk apparaat. Een belangrijke valkuil is een te grote betrokkenheid, wat ten koste kan gaan van de noodzakelijke distantie om ontwerpbeslissingen voor te bereiden en aangenomen te krijgen. In een wereld vol dilemma's zijn er nu eenmaal weinig besluiten die niet ergens pijn doen.

▼ *Staatssecretaris Simons was, voordat hij uiteindelijk sneuvelde, onverwacht ver gekomen met zijn plannen voor een basisverzekering in de zorg, gekoppeld aan een andere besturing van de sector. Opvallend was dat de ambtelijke top van het departement in die tijd, net als Simons zelf, voor een belangrijk deel van buiten de sector afkomstig was.*

Het is een lastige situatie: aan de ene kant is er een zekere distantie nodig om beleid te maken in deze sector en die lijn consequent vast te houden. Aan de andere kant kan die distantie ertoe leiden dat men zich onvoldoende verdiept in de materie en de daaronder liggende dilemma's. Dan baseert men zich te veel op gehoopt gedrag en strandt uiteindelijk omdat de voorstellen onvoldragen blijken te zijn.

De minister en het departement worstelen met hun positie in de hybriditeit van deze sector (zie hoofdstuk 3). De overheid wil zich terugtrekken in een meer toetsende, kaderstellende rol. Maar keer op keer blijkt dat de sector behoefte heeft aan een duidelijke plek 'where the buck stops' en zich dan toch weer tot de minister wendt. En die blijkt dan keer op keer toch weer aanspreekbaar.

De autonomie van het departement en de minister is voortdurend in het geding. De financiële belangen rond deze sector zijn dermate groot dat de ministeries van Financiën en Economische Zaken op de achtergrond dominant aanwezig zijn en volgens insiders ook feitelijk aan de belangrijkste touwtjes trekken.

Het departement heeft dus geen gemakkelijke positie in deze arena en het is niet vreemd dat het de andere actoren niet altijd even duidelijk is wat ze aan het departement hebben. Het zou het departement en de minister goed doen als de positie die het claimt, in overeenstemming is met de daadwerkelijke activiteiten. Dat zou houvast bieden aan het veld en het departement legitimeren om gepast en herkenbaar stelling te nemen. De minister zou in ieder geval actief de regierol moeten nemen in het huidige overgangsproces; er is geen enkele andere speler die deze rol gelegitimeerd op zich kan nemen.

De dilemma's van VWS
– Goede zorg versus betaalbare zorg.
– Marktregulering versus overheidsregulering.
– Systeemtechnische consistentie versus haalbaarheid (wordt het beleid aangenomen door de Tweede Kamer).
– De goede zaak versus de vele andere goede zaken.
– Regisseren versus kaders aangeven.

5.1.3 De koepels en brancheverenigingen

In 't Veld raadt in *Spelen met vuur* (1995) met name organisaties die actief zijn in een hybride omgeving, aan om zich actief te bemoeien met het beleidsproces in Den Haag. Daar worden immers de condities bepaald waaronder men het werk moet doen. Dit advies lijkt voor de zorgsector wat overbodig, want elke groepering heeft al een belangenvereniging die vertegenwoordigd is in officiële overlegorganen en ook anderszins haar invloed kan laten gelden. De koepelorganisaties, waarvan velen zich inmiddels brancheverenigingen noemen, spelen een belangrijke rol in de Haagse arena en in het proces om nieuw beleid en spelregels te maken. Ook hun rol is lastig en ze zijn wisselend succesvol. Ze worden in Den Haag nogal eens gezien als de conservatieve vertegenwoordigers van de gevestigde orde (de 'zorgmaffia'), terwijl men er ook keer op keer achter komt dat men ook niet zonder deze koepels kan. Deze ambivalentie is niet altijd een goede voedingsbodem voor een constructieve relatie.

De koepels en brancheorganisaties moeten voortdurend schipperen tussen het belang van hun achterban en hun maatschappelijke verantwoordelijkheid ten aanzien van de sector die zij mede vormgeven. Een koepel die zijn maatschappelijke verantwoordelijkheid toont, zelfs als dat ten koste van het belang van de leden gaat, koopt daarmee in zekere zin de legitimiteit om in de arena ook op te komen voor de belangen van zijn leden. Wanneer een koepel zich te veel richt op de directe belangen van de leden en zijn maatschappelijke verantwoordelijkheid niet neemt, verliest hij snel gezag in het toch al wat wantrouwige Haagse circuit en in de publieke opinie. Dat gaat meteen ten koste van de effectiviteit in de Haagse arena. De medisch specialisten hebben dat in de tweede helft van de jaren negentig ervaren toen zij zich te veel concentreerden op de inkomensbelangen en de invloed van hun koepel snel marginaliseerde. Zodra een koepel echter zijn oren te sterk laat hangen naar de belangen van anderen of te veel begrip toont voor het maatschappelijk belang, loopt hij het risico de achterban te verliezen. Op termijn ondergraaft ook dat de positie in de arena.

Dit is dus geen eenvoudige positie, zeker omdat een koepel ook nog rekening moet houden met de diversiteit in de eigen achterban. Wat voor de Amsterdamse leden goed is, hoeft niet goed te zijn voor de leden in Winschoten, de opleidingsziekenhuizen hebben andere belangen dan de basisziekenhuizen enzovoort. De noodzaak om een aanvaardbare modus te vinden tussen de verschillende deelbelangen in de achterban kan het externe optreden danig verzwakken, zeker als deelbelangen zich gaan organiseren en zelf ook de Haagse arena opzoeken. Koepels moeten manoeuvreren binnen smalle marges en het is niet altijd gemakkelijk om daar consistent beleid te laten zien.

▼ *In een motie stelt PvdA-kamerlid Oudkerk in 2001 voor de wachtlijsten door middel van aanbesteding op te lossen. De Vereniging van Ziekenhuizen trekt met de Orde van Medisch Specialisten een adviseur aan om dit samen met de ambtenaren van beide koepels operationeel te maken. Er volgt een ingewikkeld technisch debat. Het aanbestedingsmodel past niet echt in de bestaande regelgeving, maar is wel aantrekkelijk. Instellingen melden zich met verschillende voorstellen die passen bij hun specifieke situatie. Al snel blijkt dat het niet zonder de verzekeraars kan, dus ook die komen aan tafel en brengen hun eigen randvoorwaarden in. De oplossingsmarge wordt hierdoor weer een stukje kleiner. Na veel discussie ligt er eindelijk een compromis op tafel. De adviseur trekt zich terug om een en ander uit te werken. Hij stuit dan nog op een paar kleine oneffenheden, die hij in een NB opneemt. Als hij van vakantie terugkomt, blijkt dat het broze compromis het toch niet heeft gehaald.*

▼ *In de loop van ditzelfde proces ontmoet de adviseur in de wandelgangen van het vergadercentrum een hem bekende ziekenhuisdirecteur. Hij vraagt deze directeur hoe hij in zijn regio met deze aanbestedingsproblematiek zou omgaan. 'Dan bel ik met de regionale verzekeraar en dan regelen wij wat. Kom alsjeblieft niet met nieuwe ingewikkelde regels vanuit Den Haag en Utrecht, dat regelen wij zelf wel.' De tragiek van de koepels in een notendop.*

De Haagse arena kent zijn eigen gewoontes en gebruiken en zijn eigen taal. Effectief opereren in deze arena vraagt tegenwoordig om beroepsspelers. De afgelopen decennia was er een tendens om voorzitters van koepels en brancheorganisaties niet langer in de eigen achterban te werven. Men zocht juist in de Haagse context om te garanderen dat een voorzitter dat spel in ieder geval goed beheerst. Het gevaar daarvan is dat de Haagse taal de boventoon gaat voeren en er een groeiend gat ontstaat met de eigen achterban. Er zijn steeds minder praktijkmensen die meedoen aan het bestuurlijke debat. Je ziet ze nog wel in onderhandelingsdelegaties of in adviesorganen, maar ook daar winnen de beroepsbestuurders terrein. Het is een begrijpelijke ontwikkeling. Koepels die vasthouden aan een vertegenwoordiger uit de eigen achterban en zo het gat met de achterban klein proberen te houden, moeten het geluk hebben (of zorgvuldig selecteren) dat ze vertegenwoordigers vinden met aanleg voor het Haagse spel.

Het Haagse spel heeft iets corrumperends. Hoebeke (1994) stelt dat vertegenwoordigers (bijvoorbeeld onderhandelaars namens koepels, maar ook kamerleden) meer beïnvloed worden door hun collega's in de onderhandelingsarena en de daar heersende cultuur en gebruiken, dan door hun eigen achterban. Dat is een sluipend en moeilijk te beheersen proces. Een medisch specialist zei het eens treffend toen hij het had over zijn vertegenwoordigers in het stafbestuur: 'Er is een kwetsbare grens tussen vertegenwoordiger en medeplichtige.'

> *Een belangenorganisatie moet door omstandigheden haar eerste woordvoerder vervangen voor de komende onderhandelingen. Verscheidene kandidaten passeren de revue. Uiteindelijk blijven er twee kandidaten over en ten slotte wordt er een gekozen. Op de vraag waarom de ander is afgevallen antwoordt een van de betrokkenen: 'We wisten niet zeker of hij als het echt spannend wordt, kiest voor het belang van zijn achterban of voor het belang dat er in het circuit toch een "deal" moet komen.'*

Onduidelijk is nog welke effecten een actieve zorgautoriteit (ZAio) zal hebben op de koepelorganisaties. Als collectieve afspraken uit den boze zijn, vervalt een deel van de huidige functie van de koepels. Dit kan een verzwakking betekenen, maar het kan de koepel ook de mogelijkheid bieden zich scherper te profileren op andere zaken.

Koepels zijn zoals alle actoren in de arena noodgedwongen opportunistisch, ze omarmen soms de grillen van de politiek, omdat ze dan 'meters kunnen maken' voor de eigen achterban. Morgen kan de politiek immers weer van kleur verschieten. Een dergelijk opportunisme gaat echter vaak ten koste van de consistentie en voedt het Haagse wantrouwen. Op die manier houden de spelers elkaar in een soort houdgreep die niet altijd voldoende houvast biedt voor daadkrachtige vernieuwing.

De dilemma's van de koepels en hun vertegenwoordigers
– Het belang van de leden versus de maatschappelijke verantwoordelijkheid.
– Het algemeen belang van de achterban versus de deelbelangen van leden.
– Vertegenwoordiger versus medeplichtige.
– De goede zaak versus de carrière van de vertegenwoordiger.

De ZBO's

De zelfstandige bestuursorganen (ZBO's) zijn de kenniscentra van de sector. Voorbeelden zijn het College Tarieven Gezondheidszorg (CTG), het College voor Ziektekostenverzekeringen (CVZ) en het College Bouw Ziekenhuisvoorzieningen (CBz). De ZBO's combineren ervaren ambtelijke apparaten en goed ingevoerde sectorvertegenwoordigers soms met onafhankelijkheid van de kroonleden. Ze opereren op het snijvlak van beleid en uitvoering en zitten in de unieke positie om de implicaties van beleid te zien en te ervaren. Zij praten met de beleidsmakers, maar krijgen ook de uitvoerders van dat beleid aan tafel. Het is opmerkelijk dat deze positie en de schat aan kennis en ervaring van de ZBO's niet automatisch leiden tot gezag in de sector, integendeel soms. Het CTG bijvoorbeeld is meermalen in zijn bestaan verguisd en afgeschilderd als remmer in vaste dienst. Ook de andere ZBO's zijn niet verschoond gebleven van dergelijke kwalificaties. Maar als het erop aan komt, blijkt hun kennis onmisbaar te zijn en veren ze weer terug.

Zeker in de huidige overgangsperiode in de zorgsector is het lastig opereren voor de ZBO's. Zij moeten aan twee spellen tegelijk meedoen. Zij zijn de wettelijk aangewezen hoeders van het bestaande spel en vervullen daarin op deelterreinen een rol. Om hen heen wordt inmiddels gepraat over en gewerkt aan een ander spel en in de Haagse arena doen vele actoren zelfs alsof die nieuwe orde er al is. Daardoor krijgen de ZBO's te maken met vragen om overgangsregelingen, bedoeld om binnen de bestaande regels het nieuwe spel alvast dichterbij te brengen. Dat zijn geen gemakkelijke vragen, zeker als we bedenken dat de verandering in de richting van een meer marktgerichte zorg betekent dat we van een dominant guardian syndroom moeten overstappen naar een dominant commercial syndroom en het gevaar dreigt dat er 'monstrous hybrids' ontstaan (zie hoofdstuk 3). Hierdoor komen de ZBO's soms in een lastige positie. Ze kunnen door beperkingen in de bestaande wetgeving niet aan de vraag voldoen of ze vinden dat ze moeten wijzen op mogelijk onbedoelde effecten van de voorgestelde maatregelen. Natuurlijk worden ook dit soort organisaties beïnvloed door onzekerheden en kansen met betrekking tot hun eigen toekomst in deze onzekere wereld. Dit alles vormt een vruchtbare voedingsbodem voor wrijvingen met Den Haag.

Zielig of oneerlijk? Zo klinkt het misschien een beetje. Maar de ZBO's zijn professionele bedrijven, die weten dat ze in een veranderende omgeving opereren. Dat vraagt andere vaardigheden dan een stabiele omgeving waarin de rollen helder en duidelijk zijn afgebakend. De ZBO's kunnen zich daarop instellen. Het is hun verantwoordelijkheid om in dit lastige spel gepast stelling te nemen en zorgvuldig hun 'battles' te kiezen. De ene ZBO blijkt daar handiger in dan de andere.

In deze veranderende omgeving wordt inmiddels gewerkt aan een nieuwe Zorgautoriteit. Die moet een sleutelrol gaan vervullen in de beoogde ontwikkelingen, eerst als een soort marktmaker en daarna als marktmeester.

Al doende moet ook nog de nieuwe regelgeving worden ontworpen waaraan de Zorgautoriteit haar gezag moet ontlenen. En ondertussen moeten de samenstellende organisaties (CTG, CTZ en NMa) hun huidige wettelijke taken gewoon blijven vervullen. De ZAio zal de komende jaren een sleutelrol spelen in het spel binnen de zorgsector. Hier kunnen reputaties worden gemaakt en gebroken.

Dilemma's van de ZBO's
- Onafhankelijkheid versus betrokkenheid bij de sector.
- Bewaken van het oude versus faciliteren van het nieuwe.
- Bewaken van de systeemconsistentie versus de belangen van de verschillende actoren en de wensen van de politiek.
- Eigen oordelen versus de wettelijke verplichtingen of de politieke voorkeuren.

5.1.5 Patiënten en consumenten

De patiënt of consument is de minst duidelijke speler in de arena. De zorgaanbieder doet het uiteindelijk allemaal voor de patiënt, de verzekeraar zegt te opereren namens zijn patiënt of verzekerde en wil zich graag profileren als een instelling waar uw gezondheid in goede handen is en ook gemeenten, de landelijke overheid en de politici nemen het belang van de patiënt gemakkelijk in de mond. Naast deze zelfbenoemde vertegenwoordigers zijn er de 'echte' vertegenwoordigers, de patiëntenverenigingen, die zich vaak richten op specifieke deelbelangen. Zij hebben in de Nederlandse Patiënten en Consumenten Federatie (NPCF) een landelijk opererende koepel. In de arena zien zij de laatste jaren vaak de Consumentenbond naast zich opduiken, die de zorgsector als nieuw domein aan het ontdekken is. Het is nog onduidelijk of dit tot een verbond zal leiden of dat er een competentiedebat tussen beide organisaties zal ontstaan.

De invloed van deze spelers lijkt nog niet erg groot, maar is groeiende. De ambtelijke apparaten waarover zij beschikken, vallen voorlopig nog in het niet bij die van de verzekeraars en de zorgaanbieders. Het is inmiddels wel gebruikelijk om patiëntenvertegenwoordigers te laten aanschuiven in de relevante commissies en overlegmomenten. Maar het is de vraag of dat allemaal al echt rendeert.

> *In een spelsimulatie over de regievraag in de eerstelijnszorg doet een vertegenwoordiger van een patiëntenorganisatie in zijn eigen rol mee. Na afloop vertelt zij dat het een ontnuchterende ervaring is geweest: 'Nu heb ik pas echt gezien hoe het werkt. Ik ben gewoon onderdeel van "hun" (verzekeraars en zorgaanbieders) checklist. Oh ja, we moeten ook nog even met de patiënten praten, doe jij dat even...'*

In de meeste inspraakprocedures rond strategische besluitvorming van instellingen is inmiddels een plaats ingeruimd voor de patiënt of cliënt. In sommige sectoren van de AWBZ, waar sprake is van min of meer permanente bewoning door de patiënt of cliënt, wordt die rol vaak daadwerkelijk vervuld door patiënten of familieleden. In andere sectoren van de zorg, zoals de ziekenhuizen, worstelt men echter met de invulling van deze wettelijke verplichting. De patiënten/cliënten van een ziekenhuis zijn een vluchtige groep. Wie moet er zitting nemen in de patiënten- of cliëntenraad?

Ook de patiëntenvertegenwoordigers moeten het gat tussen de eigen problematiek en de beleidstaal overbruggen. Dat gat is vaak nog groter dan bij de veldspelers (zorgaanbieders en verzekeraars).

> *Een ziekenhuisdirecteur heeft een moeizaam debat met de gemeente en diverse belangengroeperingen uit de stad over de toekomst van een van de locaties van het ziekenhuis. De gemeente huurt op een gegeven moment een adviseur in. Toen de directeur gevraagd werd of hij nog 'last' had gehad van die adviseur, had hij een opvallende observatie: 'Ik heb me een tijd lang de blaren op mijn mond gepraat in allerlei commissies en inspraakbijeenkomsten, maar had sterk het gevoel dat ik volledig langs de andere partij heen praatte. De winst van de adviseur was dat hij de bezwaren en commentaren van de gemeente en de actiegroepen kon vertalen in voor mij begrijpelijke en hanteerbare argumenten, waarop ik weer kon reageren. Dat heeft het gesprek constructief gemaakt'.*

Mede door de verdere professionalisering van de patiëntenbeweging kunnen krachtige allianties ontstaan. De rechter heeft de laatste jaren, uitgelokt door proefprocessen, nogal eens de helpende hand toegestoken. Dat kan opeens een enorm effect hebben, zoals de uitspraak van de rechter over de AWBZ, waarin het recht op zorg werd bekrachtigd. Dit is de 'trigger' geweest om de wachtlijsten in de zorg weg te werken. Een paar jaar later en met een neergaande economie worden we geconfronteerd met de keerzijde van dit beleid. De kosten zijn enorm gestegen en we gaan noodgedwongen sleutelen aan de omvang van het verzekerde pakket. Gaat de patiënt/cliënt zo betalen voor zijn eigen succes?

Het is de vraag op wie de patiëntenorganisaties zich in de toekomst gaan richten, op de zorgaanbieders, of gaan zij vooral de verzekeraars aanspreken op hun regisseursrol en hun zorgplicht? Krijgen zij echt invloed of blijft het rituele dans? Hoe ver zullen zij gaan in het publiceren van ranglijsten van zorgaanbieders? Het gevaar bestaat dat daarmee het algemene gevoel dat je met een gerust hart naar een Nederlandse zorginstelling kunt gaan, wordt afgebroken, en de patiënten samenklonteren rond de 'beste' instellingen en de 'beste' artsen. Hoe zullen zij zich gaan profileren in de nieuwe marktomgeving? Ook zij zullen positie moeten kiezen.

Dilemma's van de patiëntenvertegenwoordigers
– Algemeen patiëntenbelang versus de deelbelangen van verschillende patiëntenverenigingen.
– Kwaliteit en toegankelijkheid van zorg versus omvang van het basispakket en een betaalbare premie.
– Hippe ziektebeelden versus verborgen ellende.

- Transparantie over kwaliteiten van aanbieders versus breed vertrouwen in de gezondheidszorg.
- Aanspreken op behandelfouten versus kosten van aansprakelijkheidsverzekeringen en de hoogte van de premies.

5.1.6 Werkgevers en werknemers

De werkgevers en werknemers lopen een beetje in het achterveld, maar kunnen plotseling, als er een bepaald deelbelang in het geding is, sterk naar voren komen. Per slot van rekening zijn de plannen van staatssecretaris Simons mede gestruikeld door de tackle van de toenmalige voorzitter van het VNO, Rinnooy Kan.

De werkgevers lijken content zolang de minister van Financiën voor hen de kastanjes uit het vuur haalt, als het gaat om kostenbeheersing in de zorg. De werkgevers draaien immers via CAO-afspraken op voor een substantieel deel van de ziektekostenpremie. De vakbonden hebben een direct belang in de zorgsector vanwege de grote CAO's die daar moeten worden afgesloten. Bovendien bemoeien de vakbonden zich regelmatig met het inhoudelijke debat in de zorg omdat dat vaak direct gevolgen heeft voor de arbeidsomstandigheden en de professionele kansen en mogelijkheden voor hun leden. Hierbij valt te denken aan de discussies over de wet BIG, de debatten rond functiedifferentiatie in de zorg enzovoort.

Opvallend is dat in de Verenigde Staten deze partijen veel meer op de voorgrond treden. Amerikaanse werknemers kijken vooral naar hun werkgever voor een goede ziektekostenverzekering en dit is een competitief aspect tussen werkgevers op de arbeidsmarkt. De werkgevers proberen bij zorgverzekeraars en aanbieders aantrekkelijke en betaalbare polissen te realiseren voor hun medewerkers. Met het groeiend aantal collectieve contracten zien we ook in Nederland deze rol van de werkgever toenemen.

De vakbonden zitten vaak in een ander lastig parket. Zij pleiten immers voor een goede en voor hun leden betaalbare gezondheidszorg, terwijl de looneisen voor hun leden die werkzaam zijn in de zorg direct vertaald worden in stijgende kosten van de zorg.

Dilemma's van de werkgevers en hun koepels
- Goede ziektekostenverzekering voor de eigen werknemers versus acceptabele werkgeverslasten (incl. ziektekosten) gericht op een internationaal concurrerend loonniveau.
- Beschikbaarheid van zorgvoorzieningen in verband met reïntegratie versus acceptabele werkgeverslasten inzake ziektekosten.
- Belangen van ziekenhuisleden versus acceptabele werkgeverslasten inzake ziektekosten voor de andere leden.
- Het belang van sectoren waar het voor de wind gaat versus de belangen van sectoren waar het economisch minder gaat.

Dilemma's van de vakbonden
- Acceptabel loonniveau voor werknemers in de zorg versus betaalbare ziektekostenverzekering voor de werknemers in het algemeen.
- Goede werkomstandigheden en professionele kansen voor werknemers in de zorg versus betaalbare ziektekostenverzekering voor de werknemers in het algemeen.
- Belangen van leden in sectoren waar het economisch goed gaat versus sectoren waar het minder gaat.

De media

De zorgsector is een aantrekkelijk onderwerp voor de media. Overheid en politiek zijn op dit terrein gemakkelijk aanspreekbaar en de zorg is eenvoudig persoonlijk te maken, waardoor snel publieke interesse en verontwaardiging gewekt kan worden. Die mix leent zich uitstekend voor signalerende en provocerende media-activiteiten. Wanneer bewindslieden klagen dat Tweede-Kamerleden hun oren soms meer laten hangen naar de media dan naar gedegen beleidsvoorstellen van de departementen, gaat dit niet zelden over casuïstiek uit de zorgsector.

De media hebben onmiskenbaar invloed. De zaak Jolanda Venema[15] uit de wereld van de verstandelijk gehandicapten illustreert dat en er zijn meer voorbeelden te noemen. Veel door de journalistiek opgeroepen debatten genereren echter wel even aandacht, maar hebben weinig effect op het echte beleid. Dan levert het vooral aardige televisiedebatten op en houdt het bewindslieden en kamerleden even van de straat.

▼ | *Fraude in Limburg. Er komt een rapport uit en de media pikken het woord 'fraude' op. Er is toevallig een kamerdebat en bijna elke woordvoerder neemt het fraude-item kritiekloos over en zet de sector in een bepaald daglicht om zelf een punt te scoren. Een aantal dagen of weken later is een en ander uitgezocht, er blijkt geen sprake te zijn van fraude en het thema verdwijnt (zonder publieke excuses!) weer.*

▼ | *Vinger aan de pols heeft een uitzending over een nieuwe techniek of medicijn. De artsen weten dat ze de dagen daarna veel telefoontjes kunnen verwachten.*

▼ | *Nova heeft een item over de salarissen in de zorg en de soms aanzienlijke afkoopsommen van ontslagen directeuren. Alle politieke partijen reageren verontwaardigd op de overigens slecht gescreende lijstjes (interim-managers en gewone directeuren worden door elkaar gehaald). Tegen de verwachting leidt dit niet tot acties, maar het onderwerp verdwijnt al snel weer uit de publiciteit.*

---

[15] *Jolanda Venema was een zwaar geestelijk gehandicapt meisje, wier ouders foto's hebben laten publiceren over de omstandigheden waaronder zij leefde. De verontwaardiging over de beelden van het vastgeketende, naakte meisje was groot en heeft tot interventies in de zorg voor deze doelgroep geleid.*

De werkelijke invloed van de media is moeilijk in te schatten. De verschillende spelers gebruiken de media natuurlijk even makkelijk als omgekeerd. Wanneer een onderzoeksbureau in een eenvoudig onderzoekje tot een aantal opmerkelijke 'scores' komt, levert dat al snel publiciteit op. Naast de nuttige signaleringsrol, is er natuurlijk ook het eigen belang van aanvullend onderzoek. Ook de diverse belangenpartijen zijn er niet vies van om punten die ze aan de onderhandelingstafel niet kunnen scoren, via de media en aansluitend via vragen in de Tweede Kamer 'uit te spelen'.

Dilemma's van de media
– De maatschappelijke signaleringsfunctie versus de kijkcijfers.
– Inhoudelijke verdieping versus de snelle score.

5.2 De handicaps van de Haagse arena

De complexiteit en de hectiek in de Haagse arena heeft geleid tot een gat tussen de 'bovenwereld' van beleidsmakers en de 'echte wereld' waar zorg wordt verleend, moeilijke beslissingen worden genomen en waar natuurlijk ook fouten worden gemaakt. Dit is te zien in afbeelding 10. Het zijn werelden geworden die ieder een eigen taal en eigen gebruiken kennen. Ambtenaren en kamerleden proberen door werkbezoeken, discussiebijeenkomsten en dergelijke oprecht in contact te blijven met de zorgpraktijk,

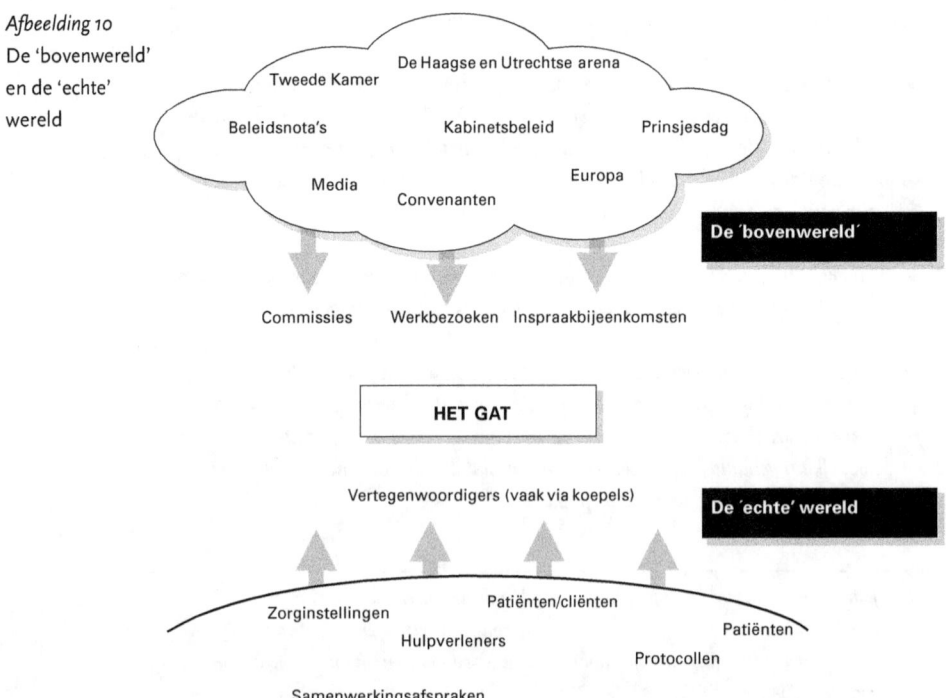

Afbeelding 10
De 'bovenwereld' en de 'echte' wereld

maar het ritme en de dynamiek van de twee werelden blijken dermate verschillend, dat deze pogingen maar een beperkt rendement opleveren. Sommige ZBO's opereren ook in dit 'gat'. Enerzijds moeten zij de grillen van de Haagse arena vertalen in beleid en regelgeving en anderzijds worden zij aan hun bureaus geconfronteerd met de implicaties die dit heeft voor de echte spelers.

Uit de korte beschrijvingen van de verschillende spelers in de Haagse arena in paragraaf 5.1 zijn een aantal handicaps te destilleren die een goed ontwerpproces bemoeilijken.
– Belangrijke spelers zoals de politici zijn professionals in het Haagse spel, maar op zijn best goede amateurs als het gaat om de moeren en bouten van de zorgsector. Zij zijn gevoelig voor retoriek, de laatste mode, de pluswoorden en de partijlijn die ook door andere dossiers wordt bepaald. Dit leidt tot debatten die een zeker abstractieniveau en versimpeling (moeten) kennen. De invloed van de media lijkt daar soms groter dan die van een doorwrocht beleidsstuk. Er is een groot pragmatisch vermogen om beleid te baseren op gehoopt gedrag van de spelers en daarmee de zaak in Haagse taal kloppend te maken. Men heeft of neemt in de hectiek vaak niet de tijd om dat gehoopte gedrag te toetsen en na te gaan hoe de echte prikkels in het voorgestelde systeem uitwerken op het gedrag van de spelers.
– De rol van het departement van VWS is niet altijd duidelijk voor de andere spelers. Het feitelijke optreden strookt niet met de intentie van de terugtrekkende overheid. Bovendien lijken departement en minister op onverwachte momenten te worden 'overruled' door Financiën of Economische Zaken. Voor de veldspelers ontbreekt hierdoor een ankerpunt waarop zij zich kunnen richten.
– Bij de overheid en de politiek heerst wantrouwen jegens de spelers (de 'zorgmaffia') in het veld. Dat belemmert een goede dialoog waarin de aanwezige kennis van en over de sector optimaal wordt benut. Dit heeft ook tot gevolg dat Den Haag een voorkeur heeft voor adviseurs van buiten de sector. Die hebben soms goede ideeën, maar vaak ook bevestigen ze het bestaande gat tussen de beleidsarena en het veld.
– De beslissers in dit spel (de politici) hebben soms een volstrekt verschillend geloof in wat werkt in deze sector (de geliefde werelden van Hoebeke). De ene partij zal vertrouwen hebben in de sturende werking van de markt, terwijl anderen meer vertrouwen op de overheid. Het is lastig om vanuit deze verschillende vertrekpunten tot een consistent besturingsmodel te komen.
– De actoren in de arena, zoals de werkgevers en werknemers en de politici, spelen op meer borden en de logica van hun optreden komt dus ook wel eens van buiten de zorgsector. Voor ingewijden is dit soms nog wel te volgen, maar de gemiddelde Nederlander moet een 'lenig' verhaal aanhoren over de reden waarom de voorgestelde maatregel ook voor de zorg veel beter is en verliest zijn vertrouwen.
– De permanente aanspreekbaarheid van overheid en politici (zie ook

hoofdstuk 3) leidt onvermijdelijk tot ad-hocreacties en die zijn vaak niet bevorderlijk voor een consistent ontwerpproces.
- Vertegenwoordigers van koepels en brancheorganisaties hebben een uiterst smalle marge van handelen, omdat ze rekening moeten houden met een grote diversiteit van deelbelangen in hun achterban en omdat ze een geloofwaardige balans moeten vinden tussen hun maatschappelijke verantwoordelijkheid en het belang van hun leden. Den Haag gaat steeds vaker buiten de koepels om direct naar de leden voor advies en inbreng in het beleidsdebat. Dat zorgt voor veel verwarring en extra onduidelijkheid.
- Het is nog steeds niet gelukt om de inzet van het spel, de patiënt of cliënt, goed te betrekken in het beleidsdebat en bij het ontwerp van het spel dat toch voor hem/haar wordt ontwikkeld.
- De Haagse arena is een onderhandelingsarena en wordt dan ook bevolkt door onderhandelaars. Dat zijn niet per definitie de beste ontwerpers.
- De Haagse arena wordt deels bespeeld door vertegenwoordigers. Zij lopen het risico meegezogen te worden in de logica van de arena en daarmee los te komen van hun achterban. Als dit gat te groot wordt, beïnvloedt het hun effectiviteit als 'overbruggers'.

Het zijn geen geringe handicaps die overwonnen moeten worden om tot een beter spelontwerp te komen. Is dat mogelijk? Kan het spel in deze arena anders worden ingericht of moeten we het vooral hebben van een betere uitvoering?

5.3   Kan het beter?

5.3.1   De inrichting van de arena

Het spel in de Haagse arena is onderdeel van onze democratie en de manier waarop wij dat concept in Nederland invullen. De ambtelijke voorbereidingen, het bestuurlijk overleg met de belanghebbenden, de inbreng van adviesorganen, het politieke debat in de Tweede Kamer, de ruimte voor actievoerders, het commentaar van de media, het zijn de noodzakelijke en onvermijdelijke elementen in beleidstrajecten. De ruimte om daar specifiek voor de zorgsector aan te sleutelen is beperkt. Er zijn wel pogingen geweest. In de discussie over 'raad op maat' is geprobeerd het verlammende effect van het eindeloze overleg in het maatschappelijke middenveld (de koepels en brancheorganisaties, gefaciliteerd door de adviesorganen en ZBO's) in te dammen. In dit proces zijn de adviesorganen en de ZBO's doorgelicht en dat heeft in een aantal gevallen geleid tot het afschaffen of samenvoegen van adviesorganen, een andere opdrachtformulering of een andere samenstelling. Al met al zijn dat marginale interventies gebleken, die geen echte veranderingen hebben gebracht.

De zorgsector vraagt om een goede balans tussen bestuurlijke daadkracht, inhoudelijke consistentie van het ontwerp en draagvlak bij de uitvoerders. De rol van het middenveld is hierbij eigenlijk onmisbaar. Een hiërarchische interventie, waardoor één speler meer bevoegdheden krijgt om het ontwerpproces te vormen, te versnellen of te vereenvoudigen ligt niet voor de hand. Daardoor blijft het proces ingewikkeld, dat is onvermijdelijk in deze collegiale omgeving (zie hoofdstuk 4). Verbeteringen zullen vooral in de uitvoering moeten worden gezocht.

De uitvoering van het ontwerpproces

Is er wellicht winst te boeken door een betere uitvoering van het beleidsdebat of ontwerpproces? Een belangrijke voorwaarde is dat men in de Haagse arena de eigen handicaps onder ogen durft te zien. Dan liggen enkele suggesties voor de hand.

- Maak het feitelijke ontwerpproces losser van de belangendiscussie in de arena. Dat betekent dat politici, maar ook de koepels zich terugtrekken in een meer kaderstellende en toetsende rol. Vakmensen (ontwerpers) kunnen hierdoor meer ruimte krijgen. Dat kan vooral de kwaliteit en consistentie van het ontwerp ten goede komen.
- Stel adviescommissies niet alleen samen uit deskundigen van buiten de sector, maar kies een goede mix van nieuwe ideeën en inzichten van buiten én kennis van de moeren en bouten van deze complexe sector. Gebruik hierbij de kennis van de ZBO's, maar kies die vertegenwoordigers, die in hun denken de noodzakelijke paradigmashift voor een nieuw ontwerp kunnen maken.
- Durf in het ontwerpproces, maar ook in de kaderstelling, af te dalen naar de plaatsen der moeite, de lastige dilemma's en belangentegenstellingen die nu eenmaal eigen zijn aan deze sector. Neem daar de tijd voor, investeer daarin en probeer daar gezamenlijk positie in te kiezen.
- Politici moeten zich realiseren dat dit een complexe sector is, die niet is gebaat bij bestuurlijke flinkheid, maar bij reflectie, verdieping én, als er een goede basis is gevonden, bestuurlijke daadkracht.
- Toets de uiteindelijke beleidsvoorstellen voordat ze over de sector worden uitgestrooid. Simulaties of 'policy exercises' (zie hoofdstuk 6) zijn daarvoor een passend instrument. Op die manier kan het gehoopte gedrag worden getoetst. Dit vergt tijd, maar het is een investering die terugverdiend wordt. Te vaak blijkt dat voorgesteld beleid anders uitpakt dan bedoeld is.

Zijn deze adviezen haalbaar? Gedeeltelijk wel en gedeeltelijk waarschijnlijk niet. De genoemde handicaps zijn hardnekkig. De grote verschillen tussen de geliefde werelden van de politici staan een heldere kaderstelling in de weg. De permanente aanspreekbaarheid van de overheid bemoeilijkt de gewenste afstandelijke opstelling van minister en kamerleden. Het ontbreken van een heldere kaderstelling ('common ground') vooraf betekent dat de dilemma's en soms principiële tegenstellingen in het ontwerpproces nog moeten worden opgelost. De actoren voelen dit feilloos aan en vanuit een legitiem opportunisme sturen zij dus niet hun ontwerpers, maar vooral hun onderhandelaars de arena in. Het eigenbelang zal daardoor lange tijd zwaarder wegen dan de consistentie van het ontwerp.

Enkele suggesties zijn misschien wel te realiseren. Als Den Haag iets van zijn wantrouwen overwint, moet het mogelijk zijn om in (ambtelijke) commissies en taskforces die nieuwe besturingsarrangementen moeten ontwikkelen, een betere mix te maken van ideeën van buiten de sector en kennis van de sector. De leden moeten de tijd krijgen (en nemen) om elkaars taal te leren spreken en af te dalen naar de plaatsen der moeite. Daar positie kiezen is geen kwestie van even doorpakken, maar van goede dialoog en van reflectie. Dit kan gefaciliteerd worden door een betrokken en een door de relevante partijen gerespecteerde 'trekker'. Als het onvermijdelijk is dat de vertegenwoordigers van de verschillende belangengroeperingen vooral onderhandelaars zijn, kan de ontwerpkennis aan tafel worden gebracht in de (ambtelijke) ondersteuning. Dat stelt hoge eisen aan de kwaliteiten van de secretaris en vraagt dus een zorgvuldige selectie. Ten slotte zou toetsing van de voorstellen op hun (uit)werking in de praktijk via beleidssimulaties of andere instrumenten haalbaar moeten zijn. In andere maatschappelijke sectoren is daar al met succes gebruik van gemaakt.

Als er in een dergelijk traject besloten wordt tot de instelling van een commissie of taskforce, zou die – in het licht van de voorgaande overwegingen – aan de volgende eisen moeten voldoen.
– Een heldere opdracht en een duidelijk 'adres' (wie gaat er met het advies verder).
– Een tijdpad waarin tempo is gecombineerd met tijd voor reflectie én voor toetsing van de ontwikkelde voorstellen.
– Een samenstelling met een goede balans tussen ideeën van buiten, kennis van de sector en zo mogelijk onbevangen vertegenwoordigers van de belangrijkste spelers.
– Een betrokken voorzitter, die mag sturen van de commissieleden (en hun achterban), die de tijd heeft om er iets van te maken en die gevoel heeft voor het bijzondere karakter van de Haagse arena.
– Ondersteuning die vooral is geselecteerd op kennis van en ervaring met de context van deze sector én op ontwerpvaardigheden.

Veel van deze criteria zijn ook van toepassing op ambtelijke trajecten of op 'ontwerptrajecten' bij de ZBO's.

5.4 De regierol in de ontwerp arena

Elk besturingsarrangement is beperkt houdbaar. Op een bepaald moment is het uitgewerkt, omdat de spelers het te goed kennen, omdat de 'vices' van het model de overhand gaan krijgen boven de 'virtues' of omdat de tijdgeest verandert en er andere doelen moeten worden gediend. Gedurende de tijd waarin het arrangement ontwikkeld wordt, hetgeen in de zorg vaak in samenspraak met de verschillende actoren gebeurt, wordt er al geleerd en wordt de houdbaarheidsperiode opgemaakt. Daarom is het verstandig om de ontwikkeltijd zo kort mogelijk te houden.

> *Het DBC-traject voor de financiering van ziekenhuizen heeft anno 2004 nadrukkelijk last van een gebrek aan tempo. De spelers hebben de tijd om alle ins en outs te wegen en randvoorwaarden te stellen aan de mogelijke uitkomsten van het model. Steeds duiken er nieuwe risico's op en dat leidt tot vragen om aanvullende regelingen. Het broze compromis dat onder de invoering van de DBC's ligt, komt daardoor in het gedrang. Enerzijds is er de roep om nu echt door te pakken en vangnetten in te bouwen om de onvermijdelijke fouten op te vangen, anderzijds is er een groep die zich begint af te vragen of het allemaal wel door zal gaan.*

Een goed ontwerpproces in de Haagse arena vraagt om een goede regie. Dat is geen gemakkelijke rol. Ruimte maken voor de ontwerpers is niet eenvoudig in een arena waar over alles onderhandeld moet worden. Het kiezen van deskundigen binnen en buiten de sector is altijd beladen, het op afstand houden van de politiek is een vak en toetsing van de voorstellen door middel van simulaties kost tijd, die wel moet worden ingepland en verdedigd in de beleidshectiek. De Haagse arena vraagt om een regisseur, misschien wel een dompteur die orde kan brengen onder de wilde beesten die allemaal hun eigen belang hebben. Er is maar één partij die gelegitimeerd is om die rol te vervullen en dat is de minister, ondersteund door zijn departement. Een goede dompteur realiseert zich daarbij voortdurend dat hij nooit echt de baas is van zijn beesten en dus voortdurend alert moet blijven, maar hij bepaalt wel het verloop van het traject.

Het zou goed zijn wanneer de minister van VWS zich expliciet in deze rol manifesteert, dat biedt de anderen houvast. De regisseursrol in het ontwerpproces en de implementatie van nieuwe besturingsarrangementen kan en moet los gezien worden van de gewenste teruggetrokken rol van de overheid in de dagelijkse besturing van de sector.

6 Omgaan met de complexiteit

Part of the solution to managing the unanticipated is to get executives to step back and acknowledge just how messy reality can sometimes be (Weick, 2003)

6.1 De complexiteit van de sector

De onderstroom in de vorige hoofdstukken is de complexiteit van de zorgsector en de onvoorspelbaarheid van de ontwikkelingen daarin, zeker in de huidige tijd. De verschillende belangen en speelborden, de geliefde werelden van de spelers, de overgangssituatie waarin de sector zich nu al jaren bevindt, de onduidelijke opstelling van de overheid in deze hybride context, de lastig bestuurbare collegialiteit, de impact van de media en de handicaps van de Haagse arena maken deze sector tot een ingewikkelde en moeilijk grijpbare omgeving. Daarbij komt dat de spelers zich in een glazen huis bevinden waar fouten wel worden gemaakt, maar eigenlijk niet worden getolereerd. Daarom is de geciteerde uitspraak van Weick ook van toepassing op de beleidsmakers en de managers in de zorgsector. Weick roept leiders op: '(...) to complicate themselves in order to keep their organisations in touch with the realities of the business world.' In de vorige hoofdstukken is geprobeerd het inzicht in de zorgsector te vergroten door een aantal aspecten te belichten die van invloed zijn op het reilen en zeilen in de sector en die bijdragen aan de stroefheid en complexiteit. Aan het einde van elk hoofdstuk is gekeken of er verbeteringen mogelijk zijn in het spelontwerp (de wet- en regelgeving, de gekozen besturingsarrangementen enzovoort) of dat vooral gekeken moet worden naar de uitvoering van het spel door de verschillende spelers/actoren. Dit laatste hoofdstuk richt zich specifiek op de onderstroom, de complexiteit van de sector en op de vraag hoe daarmee kan worden omgegaan.

Met 'complexiteit' wordt gedoeld op de ingewikkeldheid, de ambiguïteit en de onvoorspelbaarheid van de sector. De werkelijkheid komt tot stand in een vaak onnavolgbare dynamiek tussen vele verschillende, niet goed te scheiden factoren die elkaar ook weer beïnvloeden. In de opinievorming en het beleidsdebat over de zorgsector wordt deze complexiteit nogal eens gebagatelliseerd: 'Laten we de zorg nou niet zo bijzonder maken, een ziekenhuis is uiteindelijk ook gewoon een bedrijf.' Die onderschatting is soms ook te zien in de beleidsvoorstellen die de problemen in de zorg 'nu echt' moeten gaan oplossen en in het aplomb waarmee ze soms worden gepresenteerd door de verantwoordelijke bestuurders. Maak het niet te ingewikkeld, want we moeten door. Dit is begrijpelijk, maar het helpt meestal niet. Beleidsmaatregelen pakken hier nogal eens anders uit dan ze zijn bedoeld en niet-voorspelde neveneffecten (positief of negatief) zijn geen uitzondering. De werkelijkheid, zeker in de zorgsector, is nu eenmaal 'messy and problematic' (Checkland) of kent een 'onuitputtelijke weelde' (Hoebeke). Kunnen we ons beter voorbereiden op deze complexiteit en de daarmee gepaard gaande onvoorspelbaarheid? Die vraag staat centraal in dit laatste hoofdstuk. Allereerst laten we de handreikingen uit de voorgaande hoofdstukken nog even kort de revue passeren. Vervolgens worden inzichten aangehaald van auteurs die zich, ieder op hun eigen wijze, met de complexiteit bezig houden en daarbij vraagtekens zetten bij de maakbaarheid van onze samenleving. In het laatste deel van dit hoofdstuk worden deze twee componenten samengesmeed in een poging om tot een nieuw handelingsperspectief te komen met betrekking tot de complexiteit van de zorgsector.

6.2 Suggesties uit de voorgaande hoofdstukken

De vorige hoofdstukken zijn steeds afgesloten met de vraag of het mogelijk is door aanpassing van de spelregels (het ontwerp of het beleid) of door een betere speluitvoering (het gedrag van de spelers) het spel in de zorgsector te verbeteren en de stroefheid te verminderen. Hier volgt een overzicht van de verzamelde suggesties.

	Ontwerp	*Uitvoering*
Omgaan met de complicerende factoren (hoofdstuk 2)	• Ontdoe de sector van de loden last van de vergrijzing door te werken met reële ramingen. • Let erop dat het besturingsarrangement ook prikkels kent gericht op het algemeen belang (goede, toegankelijke en betaalbare zorg), dat voorkomt te veel corrigerend optreden van de scheidsrechters.	• Selecteer en train de spelers op deze complexiteit. • Zoek naar een goede mix van kennis en ervaring met marktachtige omgevingen en kennis en ervaring van de eigen sector. • Stimuleer, bij gebleken talent, professionals in de bestuurders- en vertegenwoordigersrol. • Kijk ook naar de keerzijde van de pluswoorden; wees alert op het wekken van niet te vervullen verwachtingen.
Omgaan met de hybriditeit (hoofdstuk 3)	• Maak het klein; ontwerp voor deelsectoren. • Een heldere positie van de overheid is een anker voor de andere spelers. • Consistentie in het ontwerp is belangrijker dan het 'juiste' verhaal.	• Leer omgaan met verwarring en onduidelijkheid; opportunisme moet/mag. • Streef naar invloed in de ontwerparena (het Haagse). • Creëer houvast in een eigen koers/ambitie.
Omgaan met de collegialiteit (hoofdstuk 4)	• De hiërarchiereflex kán de autonome creativiteit en energie van de spelers beknotten. • Ga bij het ontwerp bewust ('knowledgeable') om met deze collegialiteit.	• Creëer transparantie. • Verleiden en blameren helpt. • Ken elkaars werelden, belangen en mogelijkheden. • Sturen moet 'gegund' zijn. • Neem gepast stelling en spreek elkaar aan. • Koester rituelen. • Zoek binding in een gezamenlijk doel. • Pas op met kopiëren.

Daarnaast zijn er enkele handreikingen gedaan over het 'ontwerpproces' in de Haagse Arena.

	Het ontwerpproces
De Haagse arena (hoofdstuk 5)	• (Onder)scheid ontwerp en belangenspel. • Combineer een frisse blik van buiten met kennis van de moeren en bouten van de sector en maak gebruik van de kennisfabrieken (ZBO's). • Waak voor abstractie, bestuurlijke flinkheid en gehoopt gedrag; durf af te dalen naar de plaats der moeite. • Toets het ontwikkelde beleid (bijv. met simulaties) en creëer bij de implementatie oefentijd met vangnetten. • Maak tempo en wees je bewust van de beperkte houdbaarheid van besturingsarrangementen. • Een ontwerpproces in de Haagse arena vraagt om regie; VWS is dé regisseur voor dit soort trajecten.

De meeste suggesties nemen de complexiteit als vertrekpunt en zijn erop gericht om (zowel in ontwerpprocessen als in de uitvoering) beter te leren omgaan met de omstandigheden die nu eenmaal kenmerkend zijn voor deze sector. Slechts enkele suggesties (zoals maak het klein, inbrengen hiërarchie, wegnemen loden last van de vergrijzing) zijn gericht op het verminderen van de complexiteit. Dit bevestigt het beeld dat de complexiteit een onvermijdelijk onderdeel van de zorgsector is en dat het vooral belangrijk is dat we leren omgaan met die complexiteit ('makkelijker kunnen we het niet maken').

Ondanks de waarde van de verschillende suggesties en het onder de juiste omstandigheden bewezen nut, is het bovenstaande lijstje een nog wat onsamenhangende verzameling. Volgens Hoebeke (nog niet gepubliceerd) kennen echte oplossingen ook een zekere orde en ethische schoonheid. Tijd dus om een stukje verder te graven en verder af te dalen naar de plaats der moeite van de zorgsector.

6.3 Balanceren tussen broosheid en maakbaarheid[16]

Een aantal auteurs stelt ieder op zijn of haar eigen wijze de maakbaarheidsgedachte, die zo dominant is in onze manier van denken over organiseren en besturen, ter discussie en is op zoek naar andere manieren om de 'messy' realiteit tegemoet te treden. Hun inzichten kunnen helpen wat meer samenhang te brengen in de eigen observaties van en ervaringen met de zorgsector.

---

[16] *Dit is de subtitel van het boekje van prof.dr. A.F.M. Wierdsma, Leidinggeven aan co-creërend veranderen, uitgegeven naar aanleiding van zijn inaugurele rede op Nyenrode, 9 november 2001.*

6.3.1 De plaats der moeite

Het begrip 'de plaats der moeite' wordt door verschillende auteurs, ieder met zijn eigen nuances, gebruikt. Voor mij heeft het vooral te maken met de wereld van dilemma's, met de ambiguïteit van de werkelijkheid en het daarmee leren omgaan. Dat is niet altijd makkelijk en kost *moeite*. Het vraagt om verdieping en reflectie op de verschillende belangen en drijfveren van de spelers en oog voor beide zijden van de dilemma's die aan de orde zijn. Maar het is ook de *moeite* waard om deze plaats aan te doen en daar met elkaar de tijd voor te nemen. Dat betaalt zich terug in een beter begrip van de omstandigheden en de marges van het speelveld en in beter verankerde besluiten en beleidsvoorstellen. De term klinkt wat negatief, want welke bestuurder of manager wil er nu naar de plaats der moeite, men heeft behoefte aan oplossingen. Maar hij past goed bij de geconstateerde complexiteit. Het is belangrijk te beseffen dat het soms gewoon tijd kost om ingewikkelde dingen te doorgronden en uit te leggen. Er zijn de laatste tijd dan ook signalen die kunnen worden uitgelegd als een ondersteuning voor de oproep om die plaats der moeite niet voorbij te lopen, bijvoorbeeld het citaat van Weick aan het begin van dit hoofdstuk, waarin hij oproept de 'messy' realiteit onder ogen te zien. Ook de hierna aangehaalde auteurs vragen aandacht voor de noodzaak van reflectie en verdieping om gezamenlijk houvast te vinden in een complexe, onvoorspelbare en ambigue wereld.

6.3.2 Tussen maakbaarheid en broosheid

In de zeventiende eeuw is in het westerse denken het geloof in en de acceptatie van een door God gegeven orde sterk afgenomen. Er is nog wel een orde, maar dit is een door de mens te ontdekken natuurlijke orde, met onderliggende wetmatigheden, die de mens kan gebruiken om de wereld naar zijn hand te zetten. De rationaliteit (het verlichtingsdenken) regeert en er ontstaat een groot vertrouwen in vooruitgang, groei en nieuwe technologieën. Het idee van 'maakbaarheid' wordt bevestigd door voortdurende ontdekkingen en uitvindingen, gebaseerd op de ontdekte wetmatigheden. Deze beweging heeft onmiskenbaar veel gebracht, het is een belangrijke bouwsteen van onze huidige welvaart, maar het is ook een bron van onrust, die in het postmodernisme tot uiting komt. De universele rationaliteit wordt ter discussie gesteld: wiens rationaliteit is dit? Wierdsma (2001) citeert in zijn inaugurele rede aan Nyenrode Taylor (1994), die tegenover het rationele van de verlichting de verbeelding en het gevoel voor het bijzondere van de romantiek zet. De verlichting en de romantiek zijn voor hem de hoekstenen van de huidige samenleving en hij verzet zich tegen denkers en beleidsmakers die zich baseren op slechts één van deze hoekstenen. Wij moeten juist positie kiezen in het spanningsveld tussen deze twee uitgangspunten. Dit advies lijkt erg op de oproep van Jacobs tot 'knowledgeable flexibility' bij het omgaan met de hybriditeit tussen de commercial en de guardian werelden (zie hoofdstuk 3). In deze spanning ontstaat een wereld van ambiguïteit en pluraliteit en daar moeten we mee leren omgaan om de vragen van deze tijd te lijf te kunnen.

Enkele auteurs, zoals Wierdsma (2001) en Moor (1996), grijpen terug op het werk van Hannah Arendt om meer begrip te krijgen voor deze ambiguïteit en pluraliteit. Arendt noemt in haar *Vita Activa* (1994) drie fundamenteel menselijke activiteiten: arbeiden, werken en handelen. Arbeiden ('labor') is de activiteit die mensen dagelijks moeten verrichten om in hun primaire levensbehoeften te voorzien. Werken ('work') omschrijft zij als de activiteit waarmee de mens voorwerpen maakt die hem een wereld verschaffen die zich onttrekt aan de directe kringloop der natuur. Werken schept een kunstmatige wereld van dingen, een kunstmatig milieu dat zich duidelijk onderscheidt van alle natuurlijke milieus. Hier heerst de rationaliteit van doel en middelen en er is sprake van een eenzijdig focus op de autonomie van het individu, op nut en utilitarisme. De betrokkenen gebruiken elkaar als middelen om hun doel te realiseren. Handelen ('action') is de enige activiteit die zich rechtstreeks en niet via dingen of materie tussen mensen voltrekt en correspondeert met de menselijke conditie van pluraliteit. Die pluraliteit is dé conditie van iedere vorm van politiek (samen)leven. Kenmerkend voor het handelen is de broosheid. Handelen is onvoorspelbaar, de actie van de ene mens roept de reactie van de andere mens op en dit samenspel leidt altijd tot iets onverwachts. De toekomst van de wereld is daarmee dus onvoorspelbaar omdat niemand kan weten hoe dit spel van actie en reactie zich zal ontwikkelen. Dit is strijdig met de behoefte van voorspelbaarheid in het utiliteitsdenken van de homo faber.

Het enorme succes van 'work' (de homo faber) in onze samenleving, gestimuleerd door de verlichting, heeft in de ogen van Arendt de balans tussen labor, work en action verstoord. Het hedendaagse geloof in een maakbare wereld van groei en vooruitgang heeft ons uit een wankel evenwicht gebracht. We zijn gaan geloven in deze maakbare werkelijkheid en de 'grote' geschiedenissen (zoals de Tweede Wereldoorlog en het China van Mao) laten zien dat wij mensen in staat zijn die maakbaarheid desnoods met geweld af te dwingen. De 'self-fulfilling prophesy' en het 'tunneldenken' zijn kleine herkenbare voorbeelden in de dagelijkse realiteit. Ook het nemen van besluiten op basis van gehoopt gedrag van de spelers (zie hoofdstuk 5) is hier een voorbeeld van. Zo lijkt de geschiedenis een doelmatig georganiseerd en maakbaar product. Maar dan ontbreekt de reflectie van de mensen en de twijfel over hun daden, en juist dat is van wezenlijk belang voor een evenwichtige relatie tussen de mensheid en zijn wereld en tussen mensen onderling.

> ▼ *Moor (1996) schrijft: 'Want de menselijke geschiedenis, opgevat als het geheel van menselijk handelen, is niet een van te voren te bedenken product, welks productieproces doelmatig georganiseerd en begeleid kan worden om eventuele misvormingen in de hand te houden. Een proces waarvan je achteraf, als het product blijkt te zijn mislukt, kunt zeggen dat er blijkbaar niet goed over is nagedacht. Nee, de menselijke geschiedenis is een proces dat zichzelf ontwerpt. Dat nergens anders door gestuurd wordt dan door de onverwachte en onvoorspelbare acties en reacties van altijd weer verschillende*

> *mensen. Waarvan het verloop dus per definitie onzeker is en vol risico's. Maar ook, en dit benadrukt Hannah Arendt telkens weer, vol kansen.'*

Het gaat hierbij niet alleen om onzekerheid, maar ook om ambiguïteit. Onzekerheid berust vaak op onwetendheid en gebrek aan kennis. Hier is wat aan te doen, bijvoorbeeld door verder onderzoek. Belangrijker is misschien de ambiguïteit van de wereld. De enorme hoeveelheid beschikbare kennis veroorzaakt verwarring omdat niet duidelijk is welke kennis ertoe doet. Om met deze ambiguïteit om te gaan adviseert Weick (gezamenlijk) een bepaalde interpretatie te kiezen, wetend dat andere interpretaties in principe ook plausibel zijn. De oplossing is niet meer kennis, maar meer directe interactie tussen mensen. Dat levert veelvoudige signalen op, waarmee een gezamenlijke en werkbare interpretatie kan worden geconstrueerd.

Een belangrijke uitdaging voor deze tijd is de spanning tussen het verlangen naar maakbaarheid en de broosheid van de realiteit hanteerbaar te maken in organisaties en in beleidstrajecten. Daar ligt volgens Weick (2003) een taak voor beleidsmakers en managers. Hij wijst hierbij ook op het al in de inleiding geconstateerde gevaar van roofbouw op de uitvoerders als de beleidsmakers en managers daar niet aan toe komen:

> *'But if you tried telling today's leaders to accept the fact that they're not quite as rational, deliberate and intentional as they claim to be – and that that's okay, because that is the way humans are – I think most executives wouldn't understand. They've internalized the pressure to be perfect. Caught in a nasty cycle of insecurity that is covered up by hubris, many executives place a lot of hope in unrealistic goals. Meanwhile, it is the people further down in the organization who are actually doing all the improvising and patching and scrambling to make plans work. And the people at the top don't have any idea how much the people in the middle are breaking their backs to keep the organisation going.'*

6.4 Handreikingen voor een balanceeract

Gelet op de complexiteit, ambiguïteit en onvoorspelbaarheid van onze samenleving moeten we leren balanceren tussen de maakbaarheid en broosheid. In deze paragraaf worden enkele handreikingen gegeven om dat in organisaties en beleidsprocessen handen en voeten te geven.

6.4.1 Alertheid op het onverwachte

Weick besteedt in zijn werk over 'sensemaking' in organisaties (Weick, 1995) veel aandacht aan de geschetste ambiguïteit en onvoorspelbaarheid. Hij waarschuwt dat bedrijven vaak volstrekt onvoorbereid zijn op de toenemende onvoorspelbaarheid van hun omgeving. 'Managers are under the illusion that they know more or less what's going to happen next or how other people are likely to act. That is both arrogant and dangerous' (Weick,

2003). Er zijn lessen te leren uit het gedrag van wat hij noemt 'high risk organisations' (HRO's), zoals een kerncentrale, een vliegdekschip en de afdeling spoedeisende hulp in een ziekenhuis. Hoe komt het dat er in dergelijke omgevingen relatief weinig rampen gebeuren? Volgens Weick is dat te danken aan de hoge sensitiviteit voor signalen van verandering of potentieel gevaar bij dergelijke organisaties. In tegenstelling tot de meeste managers en beleidsmakers verwachten zij gevaar en zijn zij gepreoccupeerd met mislukkingen. Hij constateert een gevaarlijke tendens in normale organisaties om mislukkingen te isoleren, ze te wijten aan de schuldige en er niet van te leren.

Kenmerken van een HRO (Weick, 2003):
- gefixeerd op mislukking;
- de managers kijken vooral naar de 'frontline' waar het eigenlijke werk plaatsvindt;
- management en medewerkers erkennen expertise en weigeren de werkelijkheid te vereenvoudigen; ze weten dat juist wat niet in de blauwdrukken staat voor de grote verrassingen kan zorgen.

Hoebeke (1999) wijst op het risico van getallen, modellen, plannen en 'balanced score-cards', de moderne instrumenten voor besluitvorming. Het zijn op zijn best weergaves van de werkelijkheid, maar zij kunnen nooit de onuitputtelijke weelde van de werkelijkheid zichtbaar maken. Bovendien zijn ze manipuleerbaar. In het publieke debat spelen (de uitkomsten van) economische modellen een belangrijke rol en een handige politicus zorgt ervoor dat men 'zijn' model als werkelijkheid gaat beleven. Ook Weick (2003) vindt plannen en protocollen nuttige instrumenten, maar waarschuwt: '(...) when you have a plan, you tend not to look for things that disconfirm it, (...) they tend to lure us into the trap of overlooking the unexpected.' De verwikkelingen rond grote infrastructuurprojecten als de Betuwelijn en de hogesnelheidslijn zijn hier herkenbare voorbeelden van.

Zowel Hoebeke als Weick reiken manieren aan om meer gevoel te krijgen voor de ambiguïteit en onvoorspelbaarheid. Hoebeke is een meester van de omkering en komt daardoor vaak tot onverwachte observaties die je aan het denken zetten en alert maken voor de impliciete prikkels die in een ontwerp kunnen zitten: 'Als zorg een "product" wordt, zal de markt meer ziekte gaan creëren, want dat vergroot de omzet.' Het lijkt enigzins op het eerder in dit boek gegeven voorbeeld van de politieman die beloond wordt voor het aantal bekeuringen dat hij uitschrijft. Dit kan leiden tot uitlokking. Marktwerking en vraagsturing worden in het huidige beleidsdebat vaak in één adem genoemd. Hoebeke geeft ook dit een andere wending: 'Marktwerking veronderstelt "overvloed" aan aanbod zodat de klant iets te kiezen heeft. Dit werkt sturing door het aanbod in de hand, de aanbieder moet immers zijn (overvloed aan) producten kwijt.' Verder zegt hij: 'Als je bijna depressief wordt van een bepaald probleem, is het goed je eens te concentreren op de vraag waarom er nog zoveel goed gaat. Het kan tot verrassende inzichten leiden.'[17]

---

[17] *De hier geciteerde uitspraken zijn opgetekend tijdens gesprekken met Luc Hoebeke.*

Weick (2003) roept managers en beleidsmakers op om in de huidige hectische wereld voortdurend alert te blijven en te zoeken naar andere handelingsopties, behalve de bekende of de voor de hand liggende. Hij gaat ervan uit dat hoe meer handelingsopties mensen hebben, hoe minder verrast en onthand zij zullen zijn bij calamiteiten of verrassende wendingen in de omgeving. Hij gebruikt daarvoor de term 'gallumph', wat hij noemt 'a kind of purposeful playfulness'. Dit kan met behulp van simulaties, met brainstorm- en associatietechnieken, door werkbezoeken aan nieuwe omgevingen en allerlei andere werkvormen. 'Gallumphing' vergroot het handelingsrepertoire van mensen en bevordert het zelfvertrouwen in alternatieve handelingswijzen. Als waarschuwing vertelt hij dat 'wildland firefighters' statistisch gezien de meeste kans hebben om gewond te raken of te verongelukken in hun tiende dienstjaar. Dat is het moment dat ze beginnen te denken dat ze alles wel gezien hebben en dan neemt hun alertheid af.

De huidige onvoorspelbare en ambigue context van de zorgsector en het publieke domein vraagt van alle betrokkenen (uitvoerders, managers, beleidsmakers én toezichthouders) een grotere alertheid op tekenen van gevaar én de bereidheid en het vermogen om daar vervolgens naar te handelen.

6.4.2 Mensen houden niet van dilemma's

'All human activity systems are built upon dilemma's', zegt Hoebeke (2004) en al eerder in dit boek hebben we geconstateerd dat dit zeker geldt voor het publieke domein en de zorgsector (zie hoofdstuk 3). Wij houden echter niet van dilemma's en organiseren die graag weg. Zo ontstaan de scheidingen tussen inkoop-, productie- en verkoopafdelingen en tussen beleid en uitvoering. Dit leidt weer tot allerlei coördinatievragen. Hoebeke (2004) waarschuwt voor de risico's van de vooral bij overheden populaire scheiding tussen beleid en uitvoering. Dit nodigt uit tot misleiding; geef ze (de 'bazen') wat ze willen horen.

> *De stafvoorzitter overhandigt zijn secretaris het oude beleidsplan van de medische staf en vraagt of hij voor de vergadering van de komende week een nieuwe versie wil maken. 'Pak de nieuwjaarstoespraak van de Raad van Bestuur maar en kijk even of je nog wat moet aanpassen.'*

Het omgaan met dilemma's is lastig en leidt gemakkelijk tot stress. Stress moet in een goed spel eerlijk zijn verdeeld, om overbelasting bij een van de spelers te voorkomen. Stress ontstaat vaak op plaatsen waar een lastig dilemma zit, met onvoldoende mogelijkheden om daar handen en voeten aan te geven. In veel gezelschapsspellen wordt die stress voor een deel weggenomen door de dobbelsteen. Het geeft de verliezer het excuus van pech. In onze maakbare wereld is dat excuus eigenlijk niet meer voorhanden. Als iets maakbaar is en je maakt het niet, dan is dat dus je eigen schuld (zie ook De Botton, 2004). Dan bestaat het gevaar dat mensen gaan zwartepieten, dat ze de lastige dilemma's en daarmee gepaard gaande stress doorschuiven. Zoals Weick (2003) signaleerde, hebben organisaties de neiging om mislukkingen te isoleren, er een zondebok voor aan te wijzen en er niet van te leren. Waarom zou dat in het beleidsdebat anders zijn? Als we vanuit het perspectief van 'zwarte pieten' naar de besturing van de zorgsector kijken ontstaat dan het volgende beeld.

> *Hét grote dilemma in de zorg is het spanningsveld tussen kwalitatief goede zorg voor patiënten/cliënten en betaalbare zorg voor iedereen. In de tijd van aanbodsturing via een vergunningenstelsel is dit vooral een dilemma van de overheid. Door de introductie van de budgettering is een deel van dit dilemma doorgeschoven naar de instellingen. Die werden geacht met het toegekende budget alle zorgvragen kwalitatief verantwoord aan te pakken. Door middel van interne budgettering wordt de zwarte piet vervolgens doorgeschoven naar de clusters of divisies, om in het ziekenhuis uiteindelijk in de spreekkamer van de arts terecht te komen. In een dergelijke context is het voor de overheid en de politiek niet zo moeilijk om met de kaasschaafmethode het budget te verkleinen, zonder dat de zwarte piet bij haar terugkomt. De zorginstelling kan immers wel wat efficiënter werken. Met de komst van de wachtlijsten werd dit lastiger. Er kwamen rechtszaken en de overheid kon zich niet meer beroepen op de eigen verantwoordelijkheid en de efficiency van de instellingen. De rechters gaven de zwarte piet terug aan de overheid en er moest op korte termijn een oplossing komen. Er werden extra middelen beschikbaar gesteld, want het waren 'toevallig' economisch goede tijden. Maar hiermee was de zwarte piet niet weg. Tijd dus, om met extra energie de invoering van marktwerking op te pakken, want daarmee wordt de markt verantwoordelijk voor dit dilemma en kan de overheid weer wat achterover leunen. Opvallend is dat, met de beoogde invoering van de DBC's in ziekenhuizen de zorginstellingen in dit nieuwe spel ontzien worden. Meer vragen van de patiënt/cliënt leiden bij 'output-pricing' immers tot meer inkomsten. Instellingen hoeven geen nee meer te verkopen als het budget op is. Zolang er geen overaanbod is aan de kant van de zorgaanbieders en de klant en de verzekeraar nog weinig te kiezen hebben, zou de stress zich nu wel eens kunnen gaan concentreren bij de zorgverzekeraar. De overheid laat nog niet zien dat zij in het nieuwe spel het Budgettair Kader Zorg (BKZ) zal opheffen en daardoor komen de verzekeraars in de klem. Zij hebben immers zorgplicht voor hun verzekerden, ook bij een toenemende vraag. Al te grote premiestijgingen zijn strijdig met het BKZ en de belangen die de werkgevers en werknemers en de Nederlandse economie daarbij hebben. Geen wonder dat de verzekeraars soms aarzelen of zij de beoogde regisseursrol onder deze condities wel op zich willen nemen. In de marktgedachte ligt er in potentie nog een mogelijkheid bij de patiënt, die in de zorg lang buiten schot is gebleven. Wellicht kan de zwarte piet daarheen. En inderdaad wordt de patiënt nu met een beroep op de eigen verantwoordelijkheid geplaagd met pakketverkleining, eigen bijdrages en andere remmende interventies.*

Het lijkt misschien een wat cynisch beeld, maar waarschijnlijk ligt dit soort zeer menselijke patronen bewust of onbewust onder de maatschappelijk aanvaarde taal van alle spelers in de zorgsector. Het is goed dat te onderkennen én de ontwikkelde systemen en de daarin aanwezige incentives vanuit deze invalshoek te toetsen.

We zullen volgens Hoebeke (2004) moeten leren omgaan met de twee horens van een dilemma en niet toegeven aan de verleiding om een van beide horens te kiezen, want 'het ontkennen van de tweeslachtigheid is de reden waarom zoveel goede intenties de weg naar de hel plaveiden.' Het wegorganiseren van dilemma's of ze abstraheren tot een niveau waar ze schijnbaar zijn verdwenen, blijken vaak geen echte oplossingen. In het ontwerp van organisaties wordt dit steeds meer onderkend en om die reden zijn veel (ziekenhuis)organisaties 'gekanteld'[18] en zijn er matrixstructuren geïntroduceerd. Zoals altijd is er een keerzijde. De bemensing van de managementposities in deze nieuwe structuren (de al dan niet duale clustermanagers, de divisiemanagers, enzovoort) is lastig. Het zijn communicatief gezien moeilijke functies omdat daar de dilemma's hanteerbaar moeten worden gemaakt. Deze functies zijn vergelijkbaar met de 'oude' directiefuncties. Zijn hier wel voldoende geschikte kandidaten voor en is er wel voldoende salarisruimte beschikbaar om de noodzakelijke kwaliteit te betalen?

6.4.3 Systeemwereld en leefwereld

Kunneman (1996) en Wierdsma (2001) onderscheiden de systeemwereld en de leefwereld en baseren zich daarbij onder meer op het gedachtegoed van Habermas. Het onderkennen van deze twee werelden en hun onderlinge interferentie helpt om de dynamiek en het gedrag van mensen in organisaties beter te begrijpen en om zo iets meer greep te krijgen op de complexiteit van de context.

Systeemwereld
In onze samenleving is er sprake van veel coördinerende invloeden op het handelen, zonder dat die zijn toe te schrijven aan een bepaald individu. Die coördinatie is verankerd in instituties zoals de overheid, maar ook in het marktsysteem en in organisaties en instellingen. In deze systeemwereld worden de betrekkingen tussen actoren vooral door geld en macht gecoördineerd. Hier heerst de rationaliteit van doel en middelen. De ander is een instrument bij het realiseren van de eigen doelstellingen. De systeemzekerheden zijn belangrijk, ze zorgen voor routine en bieden houvast. 'Door het raamwerk van geaccepteerde verhoudingen en instanties die oog hebben voor de naleving ervan is het mogelijk voor individuen de vruchten van hun eigen inspanningen te plukken. Het biedt houvast en een zekere mate van zekerheid. De angst vervalt dat de vruchten van eigen ondernemen door bruut machtsgebruik worden weggenomen' (Wierdsma, 2001). Dit 'houvast' en de 'zekere mate van zekerheid' zijn door de overgangsperikelen en de permanente hybriditeit de laatste tijd in de zorgsector sterk afgenomen. Dit draagt bij aan de complexiteit en ongrijpbaarheid.

---

[18] *Kantelen wil zeggen de overstap maken van de oude functiegerichte structuur naar clusters van bepaalde patiëntengroepen en naar (duaal) management met een 'integrale' verantwoordelijkheid en bevoegdheden.*

Leefwereld
Habermas (1989) beschrijft de leefwereld als het geheel van impliciete vanzelfsprekendheden en gedeelde verhalen. Individuen maken deel uit van groepen en refereren aan een groot aantal gedeelde verhalen. Bij elkaar leveren deze verhalen voor de betrokkenen een betekenisvolle wereld op. Het gaat hier om de persoonlijke relaties, verhoudingen en voorkeuren. Het is in zekere zin de privé-wereld van mensen, al loopt die tegenwoordig voor een deel door de werkwereld heen. De coördinatie in deze wereld verloopt via communicatie, in relatie met anderen.

De eisen vanuit zowel de systeemwereld (efficiency, rendement, shareholder value enz.) als de leefwereld (opleiding, ontplooiing, vrije tijd enz.) nemen toe. Habermas waarschuwt voor de koloniserende werking van de systeemwereld op de leefwereld. De systeemwereld dringt steeds verder door in de leefwereld, nu in deze tijd de grenzen tussen privé en werk vervagen en de (logica van) instituties steeds vaker de leefwereld van mensen binnendringen. Het lijkt dezelfde waarschuwing als die van Hannah Arendt (1994) die wijst op de dominantie van 'work' over 'action'. Het wordt ongemakkelijk in de leefwereld als we ook daar op onze hoede moeten zijn of we voor het karretje van een ander worden gespannen. De systeemwereld met zijn denken over doelen en middelen en de leefwereld, waarin we dat eigenlijk willen vermijden, beïnvloeden elkaar. Arbeidsorganisaties (en zeker die in de zorg) functioneren op het snijvlak van de systeemwereld en de leefwereld. Er ontstaat een soort interferentiezone, zoals te zien is op afbeelding 11. Het vraagt een nieuw soort leiderschap om de toenemende eisen van zowel de systeemwereld als de leefwereld op een goede manier met elkaar te verbinden.

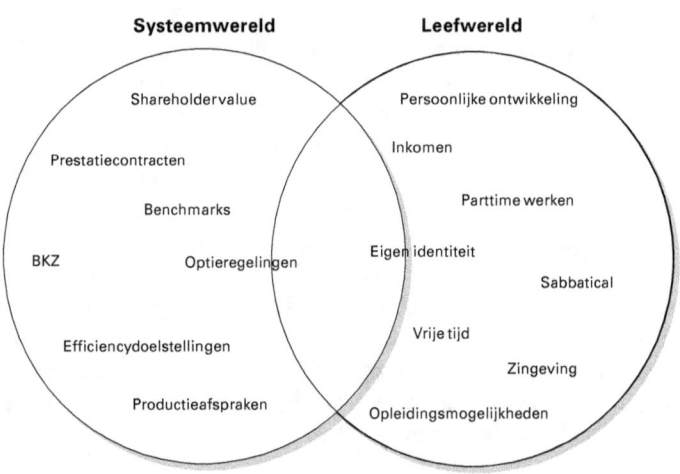

Afbeelding 11
Systeem- en leefwereld

Het plaatje wordt complexer wanneer we ons realiseren dat een zorginstelling zich moet positioneren in de hybriditeit van overheidssysteem en marktsysteem en dat in een dergelijke organisatie individuele professionals samenkomen vanuit hun eigen leefwereld, met hun eigen, al dan niet door hun opleiding gekleurde, geliefde werelden. Toch moet er in de interferentiezone coördinatie en sturing plaatsvinden. Waarachtigheid en integriteit zijn volgens Wierdsma belangrijke eigenschappen van leiders in deze interferentiezone. 'Zodra in een organisatie de leiders alleen oog hebben voor de resultaten van het primaire proces, maar geen respect tonen en oog hebben voor de mensen die het proces realiseren, brokkelt de legitimiteit van het leiderschap af' (Wierdsma, 2001). Het is dus belangrijk dat de spelers en zeker de leiders congruent zijn, dat de inhoud van hun boodschap in overeenstemming is met de wijze waarop die wordt geuit en wat men daadwerkelijk doet.

De kernboodschap is dat we ons in het besturen en managen van organisaties bewust moeten zijn van deze interferentiezones en van de verschillende vormen van logica in de systeemwerelden (markt én overheid) en in de leefwerelden van degenen die daar actief zijn. Dat vraagt alertheid en de vaardigheden om er mee om te kunnen gaan.

Accommoderen, contextualiseren en TWO's

Accommoderen en contextualiseren zijn begrippen die uitgaan van het gegeven dat in de huidige complexe samenleving oplossingen bijna altijd situatie- en tijdgebonden zijn. Ze zijn afhankelijk van de lokale omstandigheden, de personele invulling door de belangrijkste stakeholders, de wisselende economische of politieke omstandigheden enzovoort. Veel managementboeken leveren 'universal solutions', terwijl de problemen vrijwel altijd lokaal zijn. Consultants kunnen soms doorschieten: 'De methode is goed, maar men kan er (nog) niet mee omgaan.' Het advies om vooral in een collegiale omgeving op te passen met het kopiëren van oplossingen uit andere situaties (zie hoofdstuk 4) sluit aan bij het bewustzijn van situatiegebonden oplossingen. Dit wil niet zeggen dat je van andere situaties en daar bereikte oplossingen niets kunt leren. Die kunnen zeker nieuwe inzichten opleveren, je moet er alleen voor oppassen die ideeën zonder kritische toets op de eigen situatie te projecteren.

Contextualiseren is voor Wierdsma: het in een bepaalde context hanteerbaar maken van een dilemma. Organisaties zijn zulke contexten waar tegenstrijdige uitgangspunten hanteerbaar moeten worden gemaakt. Men moet dan stoppen met het zoeken naar dé waarheid en dé oplossing. In een wereld van dilemma's zijn er immers altijd meer wegen die naar Rome leiden. 'Contextualiseren betekent handelen met de acceptatie van de broosheid van relaties en betekeniskaders (de geliefde werelden van Hoebeke, PvdL). Het vraagt afscheid nemen van de mythe dat sociale systemen maakbaar zijn. Het vraagt afscheid van het beeld van de alwetende en almachtige actor die vanuit isolement en overzicht weet wat goed is voor anderen' (Wierdsma, 2001).

Er zijn in de zorgsector waarschijnlijk nog maar weinig managers en beleidsmakers die zichzelf zien als de almachtige actor. Iedereen die de regie claimt in deze sector, wordt immers door de andere spelers snel een kopje kleiner gemaakt (zie hoofdstuk 4). Contextualiseren is de kunst om samen die oplossing te zoeken die past in de gegeven context. Wierdsma spreekt in dat verband over 'tijdelijk werkbare overeenstemmingen' (TWO's). Ze zijn tijdelijk omdat de context voortdurend in beweging is en dat vraagt een geregelde herijking van de gemaakte afspraken. Ze zijn werkbaar omdat de gemaakte afspraken in de gegeven context gecoördineerd handelen mogelijk moeten maken. En het zijn overeenstemmingen omdat het niet gaat om dé waarheid, maar om een door de spelers geaccepteerde afspraak die zoveel mogelijk rekening houdt met de diversiteit aan belangen. Het kan een sterk gevoel van opluchting geven om niet meer te hoeven zoeken naar de beste structuur voor een ziekenhuis, naar het antwoord op de vraag of marktwerking nu wel of niet kan in de zorgsector en naar de beste strategie. Vaak krijgen deze gesprekken iets krampachtigs en ontstaan er verlammende patstellingen tussen tegengestelde meningen. Wierdsma laat de lucht er een beetje uitlopen door het 'beste' als een irreële norm weg te zetten. Hierdoor kan het 'overtuigen' een tandje minder en komt er ruimte voor haalbare en werkbare afspraken in die specifieke situatie. Zeker in complexe omgevingen waar verscheidene belanghebbenden lastige dilemma's moeten hanteren, is een tijdelijke afspraak een goed resultaat. We zoeken niet dé waarheid, maar 'accommodations (versions of the situation which conflicting interests can live with) among the principal players for an acceptable course of action' (Checkland & Scholes, 1999). De betrokkenen moeten zich dan wel goed realiseren dat de gemaakte afspraken tijdelijk werkbaar zijn. Dit wordt na de besluitvorming vaak (gemakshalve) vergeten of men is niet alert op tekenen van gevaar. Dan blijven tijdelijke maatregelen veel te lang in stand, met alle frictie en ergernissen van dien.

> *De lump-sumfinanciering voor de specialisten is ooit bedacht als een tijdelijke overbrugging naar een nieuw financierings- en honoreringsstelsel voor de ziekenhuizen en artsen. Gelet op die tijdelijkheid werden een aantal onvolkomenheden voor lief genomen. Inmiddels is de lump-sumfinanciering een eigen leven gaan leiden en heeft het een eigen dynamiek gecreëerd. Een van de problemen bij de invoering van de ziekenhuisfinanciering op basis van DBC's is nu de manier waarop het lump-sumbedrag moet worden gecorrigeerd.*

Ook al is het een opluchting om niet langer te hoeven zoeken naar de beste of de ware, ook het totstandbrengen van een TWO is niet eenvoudig. Accommoderen is hiervoor een passend woord. Hier zit 'tot een vergelijk komen' in, maar ook 'elkaar tegemoet komen'. Het is geen wedstrijd die je moet winnen. Je moet, rekening houdend met de verschillende belangen, er uiteindelijk samen uitkomen, want je komt elkaar toch weer tegen. Dit spel vraagt specifieke vaardigheden en vooral ook onderling respect. Een helder compromis is dan beter dan vage consensus. Bij een goed compromis weten de partijen ook wat niet is gekozen, wat er is ingeleverd ten opzichte van het initiële belang en waarom. Een ieder weet dan wat de marges zijn rond de bereikte overeenkomst en waar de gevoeligheden van de anderen liggen. Dat maakt de uitkomst veel robuuster. 'All good decisions are an expression of social creativity: the people involved and committed to the decision are aware what they are losing and are willing to take the risk of losing it' (Wierdsma, 2001).

6.4.5 'The whole system in the room' en betekenistijd

'The whole system in the room' is een slogan van Marvin Weisbord en Sandra Jannof (2000) en een van de ankerpunten van hun Future Search Conference methode. Daarin richten zij zich vooral op koersbepaling in onzekere en snel veranderende situaties van organisaties en instellingen. Ook zij gaan uit van de diversiteit en de ambiguïteit en het belang om gezamenlijk, met alle belangrijke stakeholders, betekenis te creëren. 'The more diverse the group, the more important it is that the people in the room arrive at their own meanings, conclusions, concepts and goals. (...) we help people understand what they are saying to each other and what choices they can make.' Het is vaak verrassend hoeveel kennis er al in het systeem aanwezig is. Wat nodig is, is de gelegenheid om die met elkaar te verkennen en uit te wisselen. Wierdsma spreekt over co-creatie en het belang van betekenistijd. 'Veranderingsprocessen vragen om betekenistijd: de tijd die nodig is om tot overeenstemmingen te komen die door betrokkenen begrepen worden als de meest haalbare gezien de bestaande verschillen en de wederzijdse afhankelijkheden' (Wierdsma, 1999). Weisbord en Jannof spreken over het opzoeken van 'common ground', de basis om tot gezamenlijke actie te komen. Vermaak (1997) pleit voor een constructief gesprek of onderhandeling tussen professional en management, waar in onderling respect een passende domeinafbakening en rolverdeling wordt gevonden. Weick (1995) spreekt over 'sensemaking' als een sociale activiteit, meer gericht op aannemelijkheid dan op dé waarheid. Hij laat op een onthutsende manier zien hoeveel valkuilen er bestaan in onze manieren van kijken en denken die ons bij dit 'sensemaking' belemmeren en misleiden. 'We can see only what we are prepared to see.' Hij illustreert dit treffend met het voorbeeld van het 'battered child syndrome'.

> *Child abuse was 'discovered' and the treatment of it accelerated only in the 1960s when, in Boulder Colorado, pediatricians and radiologists who were treating children added social workers to their teams. Until then, the pediatricians and the radiologists would't even allow the possibility that parents could be hurting their own kids, because they didn't know what to do next. But when the social workers came on board they said, 'Sure, child abuse happens, and we know how to handle it by providing protective services'. It was only at this point that the physicians teams could afford to see child abuse, because then they knew how to deal with it. The moral of course, is that the greater the repertoire of responses you have on your team, the more things you can do.' (Weick, 2003)*

Betekenis geven, sensemaking en het zoeken naar common ground zijn sociale activiteiten. Een belangrijke kwaliteit van leiders in een complexe en ambigue omgeving is dat zij gelegenheid creëren voor de noodzakelijke dialoog en dat zij bovendien in staat zijn leiding te geven aan een dergelijk proces. Deze dialoog kan vele vormen aannemen en die worden ook door verschillende auteurs en praktijkmensen aangereikt. De Future Search van Weisbord en Jannof, het socratisch gesprek in de 'vrije ruimte' van Kessels (Kessels, Boers, Mostert, 2002), de ouderwetse werkconferentie of een sessie op de hei, er is van alles mogelijk. Ook hier geldt dat niet een van deze methoden de beste is, het gaat erom dat er een respectvol gesprek tot stand komt.

6.4.6 'Leap while looking'

'People who really get in trouble during these crises are those who try to think everything through before taking action. Action, tempered by reflection is the critical component in recovering from cosmology episodes. In crises leaders have to act in order to think' (Weick, 2003). Een 'cosmology episode' wil zeggen dat men opeens het gevoel heeft dat het universum niet langer een rationeel geordend systeem is. Het is het tegenovergestelde van een déjà vu; alles lijkt vreemd. Het gaat misschien wat ver om de situatie in de zorg als cosmology episode aan te duiden, maar het is zeker zo dat in deze tijd voor veel spelers het houvast ontbreekt.

We moeten in een lastig grijpbare omgeving oppassen niet alles te willen weten voordat er actie ondernomen wordt. Het is een herkenbaar patroon. De beleidsmakers (managers, politici enz.) komen er niet uit en er wordt een nader onderzoek gestart. Dat levert natuurlijk net iets andere inzichten op en het debat gaat verder. Voor een bedrijf kan dit uitermate frustrerend zijn. Een voorbeeld is de privatisering van Schiphol. Hoe lang is men daar nu al niet mee bezig en telkens als er weer een doorbraak is, zitten daar zoveel voorwaarden aan, dat Schiphol er toch niet gerust op kan zijn dat het nu echt doorgaat. Weick pleit voor 'leaping while looking'. Zet stappen en maak tempo, maar wees je ervan bewust dat je ongetwijfeld niet alle aspecten in ogenschouw hebt genomen bij de initiële planontwikkeling. Dat betekent dat je alert moet zijn op tekenen van gevaar en dat de betrokken partijen bereid moeten zijn om het plan onderweg bij te stellen.

> *Bij de invoering van de DBC's zijn er medio 2004 nog een aantal onopgeloste knelpunten in het ontwerp, maar het proces kan geen uitstel meer velen, want dan neemt de geloofwaardigheid echt af. Doorgaan dus, maar wel met 'vangnetten' om de grootste risico's af te dempen en een bereidheid om indien nodig bij te sturen.*

Weick heeft gelijk, maar de context van de zorgsector en het publieke domein creëren wel een paar lastige hobbels en die vragen om extra alertheid. Beleid in en rond de zorgsector (zie ook hoofdstuk 5) ontstaat vaak na moeizaam bereikte compromissen tussen een groot aantal belanghebbenden. De marge voor variatie en bijstelling is vervolgens gering, men staat al snel aan de grenzen van de ruimte die de partijen (politici of vertegenwoordigers van verschillende belangengroeperingen) van hun achterban hebben meegekregen. Men wil het debat niet opnieuw opengooien, omdat de moeizaam bereikte overeenstemming broos is en iedereen bang is dat alles dan weer van voren af aan moet. Per slot van rekening betekenen bijstellingen meestal een herverdeling van de lasten en lusten over de betrokken spelers en dat ligt altijd gevoelig. Hierdoor is het moeilijk om tot bijstellingen te komen. 'Niet kunnen' wordt al snel uitgelegd als 'niet willen' en dan groeit het onderlinge wantrouwen. Dit gebrek aan vertrouwen kan een belangrijke hobbel zijn voor 'leap while looking'.

Soms zit het er ook gewoon niet in en is er (nog) geen overeenstemming mogelijk, zelfs geen tijdelijk werkbare. Een van de partijen kan er belang bij hebben om de zaak te traineren en een besluit af te wenden. De tijd is niet gunstig, de verkeerde partijen zitten aan tafel of cruciale vertegenwoordigers kunnen niet met elkaar door een deur. Er zijn nog genoeg ervaren bestuurders die weten dat je soms moet wachten op het juiste moment om in een omgeving met veel verschillende belangen wat extra leverage te creëren voor het eigen standpunt. Ook dat hoort bij het politieke en bestuurlijke spel en is uiteindelijk een normaal onderdeel van het besluitvormingsproces om in sommige casussen tot een TWO te komen.

'Looking' vraagt respect voor en een goed gebruik van de verzamelde kennis in de sector. Het gaat niet alleen om kennis van het ontwerp, maar ook om ervaringskennis uit de praktijk van de uitvoering en het toezicht daarop. Naast de gestapelde kennis van de sector is er kennis en ervaring van buitenstaanders nodig. 'Newcomers catch a lot that old-timers miss (...)' (Weick, 1995). Het is goed om mensen van buiten, of mensen die elders ervaring hebben opgedaan en nu in de zorgsector werkzaam zijn, te betrekken bij het proces. Zij zorgen voor een extra dimensie. Weick waarschuwt echter dat 'newcomers, for good reason, also tend to shut up about what they see, lest they come across as really dumb.' Het is dus zaak een omgeving te creëren waarin zij vrij kunnen associëren en inderdaad soms ook 'domme' dingen kunnen zeggen. Een ander risico is al eerder in dit boek aan de orde geweest. Door het wantrouwen van Den Haag jegens de 'zorgmaffia' wordt soms te veel waarde gehecht aan de ideeën van buitenstaanders en dan is er onvoldoende creatieve wisselwerking met interne kennis van de zorgsector. Ook hierin moet een balans gevonden worden.

6.4.7 Gaming: voorbij gehoopt gedrag

'Gaming', het werken met spelsimulaties, is in zekere zin te beschouwen als een invulling van 'leap while looking'. In de voorgaande hoofdstukken is een paar keer verwezen naar spelsimulaties voor de zorgsector en het gedrag dat spelers daarin vertoonden.[19] Simulaties of 'policy exercises' zijn

---

[19] Bijlage 3 bevat een kort overzicht van een aantal simulaties die ontwikkeld zijn voor de zorgsector.

instrumenten die kunnen helpen om de weg te zoeken in de complexe en vaak ambigue omgeving van de zorg. Er zijn een paar relevante toepassingsmogelijkheden.

Toetsen en exploreren   Als een organisatie op zoek is naar een nieuwe besturingsfilosofie en/of structuur of de overheid is bezig met een nieuw besturingsconcept voor een bepaalde (deel)sector, gaat het vaak om ingrijpende processen. Bij het ontwerp van de nieuwe spelregels is er altijd het risico dat de beleidsmakers onvoldoende rekening hebben gehouden met de diversiteit, complexiteit en onvoorspelbaarheid van de werkelijkheid. Te vaak blijken er pas na de implementatie allerlei onbedoelde effecten op te treden. Door voor de implementatie een testperiode in te plannen kunnen beleidsmakers en/of ontwerpers nog tijdens het ontwerp- of keuzeproces anticiperen op onvoorziene gedragingen. Gaming is bij uitstek een tegengif voor beleid dat te veel is gebaseerd op gehoopt gedrag.

Oefenen en het creëren van 'awareness'   Als er een nieuw besturingsmodel ingevoerd is of wordt, is een simulatie een goede manier om medewerkers/spelers kennis te laten maken en te laten oefenen met de nieuwe spelregels. Ze kunnen dan gevoel krijgen voor de nieuwe verhoudingen, voor de wijze waarop de oude dilemma's neerdalen in de nieuwe context en zo tot nieuwe handelingsopties komen. Dit geldt zowel voor een organisatie(verandering) als voor een nieuw besturingsconcept voor een sector.

In *Policy games for strategic management, pathways into the unknown* gaan Duke en Geurts (2003) uitvoerig in op de achtergronden van 'gaming' en geven zij voorbeelden van de wijze waarop policy exercises een belangrijke rol kunnen spelen bij beleidsvorming in complexe omgevingen. Het is niet zo verrassend dat zij een vergelijkbaar vertrekpunt kiezen als Weick. In plaats van de 'cosmology periods' van Weick praten zij over de 'strategic vulcanoes' en 'macro-problems'[20] en het feit dat het management zijn weg moet zoeken in 'uncharted territory'. Ook zij hebben het over de momenten waarop het management en de andere spelers het houvast even kwijt zijn en de oude methoden niet meer blijken te werken.

> *'The California energy crisis in 2002 is another example: by initially oversimplifying the problem and failing to identify and evaluate major alternatives, the state found itself in a crisis of its own making. If there had been proper communication about this complex system among al interested parties (e.g. suppliers, regulatory agencies, distributors, and consumers), it is unlikely that the decision made would have proven so unsatisfactory' (Duke & Geurts, 2003).*

---

[20] *'Macro-problems' en 'strategic vulcanoes': 'Situations arise that are completely new to the history of an organization. These situations are complex, urgent, surprising, inspiring threatening and sometimes enduring' (Duke & Geurts, 2003, p. 25).*

Net als anderen benadrukken Duke en Geurts de noodzaak van 'shared understanding' van de context en heldere 'value trade-offs' als belangrijke bouwstenen van besluitvorming, maar zij realiseren zich maar al te goed dat dit er in de huidige hectiek vaak niet van komt: 'There are always time and resource constraints, and there is the human tendency to simplify complexity.' Zij refereren aan Paul C. Nutt, die in *Why decisions fail*, een publicatie uit 2002, zeven valkuilen benoemt die gemakkelijk tot slechte en onvoldragen besluiten kunnen leiden.
- The failure to reconcile conflicting claims.
- The failure to manage the forces stirred by a decision.
- Providing ambiguous direction.
- Pushing for the quick fix: limited search and no innovation.
- The misuse of evaluation for defense and justification.
- Ignoring the win-lose ethical dilemma's.
- Failing to reflect and learn from the past.

Dit geeft een beeld van een omgeving waar men niet de moeite heeft genomen om de plaats der moeite te bezoeken. 'Gaming' is een belangrijk instrument om enkele van deze valkuilen te voorkomen. In een simulatie kunnen 'events' worden ingebouwd waardoor de spelers worden geconfronteerd met complicerende variabelen en echt onbekend gebied betreden. Er kan getest en geoefend worden in een veilige omgeving. Voor de zorgsector kan het een manier zijn om zich nog even te onttrekken aan het glazen huis. In de praktijk mogen immers geen fouten worden gemaakt, terwijl we weten dat de ingrijpende veranderingen waarvoor we in de zorgsector staan niet zonder fouten kunnen worden doorgevoerd. Door de echte betrokkenen te laten spelen, is het niet nodig allerlei aannames (met als grote valkuil te veel gehoopt gedrag) in de simulatie op te nemen, die representatief moeten zijn voor de normen en waarden en de geliefde werelden van de verschillende actoren. De spelers nemen deze onuitputtelijke rijkdom van de realiteit mee in het spel en de implicaties worden zichtbaar in de resultaten. Gaming faciliteert een breed gesprek tussen de betrokkenen mogelijk. Duke gebruikt in dit verband het woord 'multilogue' om aan te geven dat communicatie veel verder gaat dan bilaterale dialogen.

Het gaat niet om het 'echie', dat is de kracht maar ook de beperking van gaming. Het is de kunst van het spelontwerp om een zodanig abstractieniveau te kiezen dat de in het spel gepresenteerde dilemma's aansluiten bij de praktijk en herkenbaar zijn voor de spelers. Tegelijkertijd moet het in een relatief beperkte tijd en setting speelbaar zijn. Het is niet altijd mogelijk om alle betrokkenen erbij te krijgen, of de spelers dagenlang vrij te plannen om aan de simulatie mee te doen. Er zullen altijd beperkingen zijn en het is aan de spelontwerpers om binnen deze marges tot een effectief spelontwerp te komen.

'Gaming' is inmiddels een vak geworden, met een eigen 'body of knowledge', waarover tal van publicaties zijn verschenen (o.a. Duke, 1974; De Caluwé, 1998; De Caluwé, 1997; De Caluwé e.a., 1996; Roos e.a., 2000).

Een cruciale stap in het spelontwerp is het zogenoemde 'schematic'. Dit is een overzicht, vaak gestileerd in een afbeelding (plaat) van de werkelijkheid zoals die door betrokkenen wordt gezien. Een 'schematic' gaat niet over de waarheid, het gaat over de collectieve perceptie van de relevante context door de betrokken spelers. Vaak blijkt het gezamenlijk ontwikkelen van een dergelijk 'schematic' al een wezenlijke stap te zijn in het aanpakken van het thema of probleem. De betrokkenen nemen de tijd om de context van het probleem te schetsen, maar ook hun eigen gedachten, motieven en handelingsopties in kaart te brengen. Door deze gezamenlijke activiteit wordt inzicht verworven en wordt een gezamenlijke 'taal' gemaakt. Mensen die een simulatie spelen, kunnen veel leren maar dat geldt zeker ook voor de mensen die betrokken zijn bij de totstandkoming van het 'schematic'.

Een spelsimulatie staat niet op zichzelf, om echt te leren is er meer nodig. De simulatie moet worden ingebed in een programma en het vraagt om een probleemeigenaar, die voelbaar belang heeft bij de uitkomsten van de oefening. Cruciaal is de evaluatie en de vertaling van de opgedane ervaringen naar de praktijk. Daar worden de echte lessen geleerd en omgezet in te ondernemen acties, zoals het bijstellen van het ontwerp of het aanscherpen van het opleidingsprogramma voor de actoren. Het vraagt van de deelnemers en van de begeleiders een alertheid op allerlei impliciete aspecten van het spel, zoals de nuances in de context, de verschillende waarden en normen en geliefde werelden van de spelers, de heersende opinies, de gedragingen enzovoort. Al deze aspecten kunnen bijdragen aan het vinden van de juiste oplossingen die passen bij deze tijd en de context. Gaming is niet alleen gericht op inzicht (spiegel), maar ook op actie (venster). De lijn moet worden doorgetrokken naar de praktijk.

6.4.8 Incentives en scheidsrechters

Een spel kent incentives die het gedrag van de spelers sturen en er is vaak een scheidsrechter die corrigerend optreedt als dat nodig is. Als het goed is bestaat er een zekere balans tussen de effectiviteit van de ingebouwde incentives en de rol van de scheidsrechter. Wanneer een scheidsrechter te vaak moet optreden, verstoort dit het spel (doodfluiten). Van Asseldonk c.s. (2002) signaleren evenals anderen de toenemende complexiteit van onze samenleving en constateren dat het vaak niet meer lukt om door versterking of verfijning van het centrale besturingssysteem de huidige problemen de baas te worden. De aanvullende regels hebben geen meerwaarde meer, ze dreigen het systeem te verstoppen. Zo roept de situatie in de zorg inmiddels de vergelijking op met het schrikbeeld van de Russische planeconomie. Te vaak gaan onze besturingssystemen nog uit van een voorspelbare en maakbare wereld en houden zij onvoldoende rekening met de 'messy' realiteit. Van Asseldonk c.s. pleiten voor een andere benadering en ter illustratie gebruiken zij het verschil tussen de rotonde en het kruispunt met stoplichten.

> *Er is jarenlang geïnvesteerd in het verfijnen van de technische besturingssystemen van het kruispunt: knopjes voor de voetgangers, voelers onder het wegdek enzovoort. Het alternatief, de rotonde, is lang genegeerd. De verdere verfijningen van de besturingssystemen blijken echter nauwelijks meerwaarde meer te bieden. Toen werd 'ontdekt' dat rotondes verstopten doordat, net als overal, ook hier rechts voorrang had. Eén simpel regeltje, verkeer op de rotonde heeft voorrang, bleek een doorbraak. Rotondes blijken effectiever en vaak ook veiliger dan technisch hoogstaande kruispunten. En de gebruikers regelen het in feite zelf.*

De kernboodschap van Van Asseldonk c.s. gaat uit van drie begrippen: stabiliteit, richting en energie, maar hij kiest voor een omgekeerde aanpak: 'In traditional management thinking systems are changed first by ensuring system stability (e.g., by creating structures, teams or task forces), then formulating the desired system direction (e.g., making strategic plans), and finally trying to mobilise energy within the system to implement those plans. Governance of complex systems inverses this sequence: start building from energy available within the system (i.e., agents who want something), then selectively give a direction to this energy without obstructing it, and finally make sure that the volatility of the system behaviour does not produce undesired results (stability)'. Van Asseldonk c.s. pleiten voor besturingsarrangementen die uitgaan van de autonome energie en motivatie van de belangrijkste actoren. Wanneer medewerkers de innerlijke motivatie missen om iets te doen, moet het management terugvallen op geld, macht en opgelegde regels om het toch voor elkaar te krijgen en dat 'kost' veel. Je moet juist zuinig zijn met de hiërarchische interventie (zie ook hoofdstuk 4). Vervolgens moet er wel be- en gestuurd worden; er moet richting zijn. Dat kan niet op basis van gemiddelden, zoals het voorbeeld over de omzettargets voor partners in een adviesbureau in paragraaf 4.6.1 ook laat zien. De doelen van het complexe systeem moeten rekening houden met de diverse belangen en mogelijkheden van de verschillende stakeholders en zijn dus gedifferentieerd. Het 'governance body' (ontwerper of scheidsrechter) mag volgens Van Asseldonk c.s. geen deel uitmaken van het systeem, maar moet wel gelegitimeerd zijn tot handelen. Het is een lastige rol en hoe minder ingrijpen nodig is, hoe beter het is voor het verloop van het spel. Als het mis dreigt te gaan moeten zowel de scheidsrechter als de actoren de neiging onderdrukken om terug te grijpen naar de oude instrumenten. Ook hier gaat het dus om 'knowledgeable flexibility'.

De aanpak van Van Asseldonk c.s. staat of valt bij het onderkennen en kritisch beschouwen van de (werking van) incentives in het spel en de motieven en doelen van de actoren. Daarbij mag men niet blijven hangen in gehoopt gedrag van de spelers, men moet ook de 'platte' financiële kant in het oog houden. Het gaat in de zorg natuurlijk om de patiënt en dat legitimeert het gedrag van de meeste actoren, maar we kunnen onze ogen niet sluiten voor de invloed van de financiële en economische prikkels in het systeem. Natuurlijk is er aandacht voor kwaliteit, voor service aan de verzekerde en/of patiënt, voor bereikbaarheid, maar 'follow the money' blijft een belangrijk devies. Minstens zo belangrijk als het onderkennen van de incentives is de consistentie ervan. Spelers zoeken houvast, zodat ze ook voor de langere termijn beslissingen durven te nemen. De huidige overgangsfase maakt de zorgsector daarin kwetsbaar. Gaan we bijvoorbeeld naar integrale kostprijzen inclusief de bouwkosten, dan worden de exploitatiekosten van het gebouw de kritische factor. Maar als we de huidige werkwijze volgen, dan streven de instellingen terecht naar maximalisatie van het bouwbudget. Worden de beschikbaarheidsfuncties van het ziekenhuis, zoals de spoedeisende hulp en de intensive care onderdeel van het DBC-systeem of blijven ze er buiten? Het antwoord op dergelijke vragen is bepalend voor veel beleidskeuzes in het ziekenhuis.

6.4.9 Naar een nieuw handelingsperspectief

Tot zover de auteurs die met de complexiteit en ambiguïteit van maatschappelijke organisaties en sectoren bezig zijn. In de volgende paragraaf wordt geprobeerd hun inzichten te koppelen aan de inzichten uit de voorgaande hoofdstukken en zo tot een nieuw handelingsperspectief te komen voor de complexe zorgsector.

6.5 Omgaan met complexiteit: betrokkenheid, reflectie en daadkracht

Het accepteren van de complexiteit en ambiguïteit van de zorgsector is een voorwaarde voor succesvolle interventies. De oplossingen liggen niet in de versimpeling of de abstractie van de dilemma's waar de sector voor staat, we zullen er in moeten stappen en gezamenlijk houvast en richting zoeken, want er zijn altijd verschillende verdedigbare opties. De tijdelijk werkbare overeenkomsten (gegeven de context en de tijdgeest) van Wierdsma kunnen de verkramping uit een aantal discussies halen, doordat de 'lat' anders wordt gelegd en weer een menselijke maat krijgt.

Uit de voorgaande hoofdstukken en uit de handreikingen van de hiervoor aangehaalde auteurs, clusteren zich drie aspecten die van belang lijken te zijn om tot succesvolle interventies te komen in deze complexe en ambigue omgeving: betrokkenheid, reflectie en daadkracht.[21] Het zijn een soort randvoorwaarden. Betrokkenheid gaat over samen doen, maar ook over elkaar kennen, begaan zijn met, een relatie hebben. In de zorgsector moet je geen plannen van buitenaf proberen op te leggen en ook moet een manager of bestuurder niet denken dat hij op afstand kan bepalen wat er moet gebeuren en hoe dat moet gaan. Reflectie wil zeggen dat je een pas op de plaats maakt en goed kijkt wat er echt aan de hand is, het gaat ook over alertheid op de kleine veranderingen in de sector (de 'dangersignals' van

---

[21] Deze begrippen hebben opvallend veel gemeen met de menselijke triade van voelen (betrokkenheid), denken (reflectie) en willen (daadkracht). Die gebruikt ook Hoebeke in zijn verhandeling over de kwaliteit van modellen (nog niet gepubl.). Voelen (fantasiemodellen), denken (ideologische modellen) en willen (utopische modellen) moeten bij goede modellen in evenwicht zijn.

Weick), die later grote gevolgen kunnen hebben. Reflectie dient ook om de valkuil te vermijden van beleid dat te veel is gebaseerd op gehoopt gedrag. Daadkracht gaat over iets realiseren, over stappen zetten en stelling nemen, voorkomen dat je blijft hangen in de andere twee begrippen. Deze triade van begrippen is schematisch weergegeven in afbeelding 12 en in dit schema ontstaat er een zekere ordening van de in de voorgaande paragrafen en hoofdstukken besproken concepten.

De begrippen betrokkenheid, reflectie en daadkracht zijn pluswoorden en als het goed is, is er inmiddels ook bij de lezer een alertheid gegroeid voor de keerzijde van dit soort begrippen. Te veel betrokkenheid kan ontaarden in 'Poolse landdagen' en eindeloos 'doorpolderen' zonder dat er echt een constructieve stap wordt gezet of in zeer empathisch meeresoneren met alle emoties van medewerkers en andere betrokkenen, wat kan afleiden van de gezamenlijke doelstellingen. Te veel daadkracht kan leiden tot holle retoriek, bestuurlijke flinkheid en te ver voor de troepen uit lopen. Te veel reflectie kan leiden tot eindeloze onderzoeken om ook het laatste stukje onzekerheid weg te werken. Het is de kunst om tot een synthese van deze begrippen te komen en de 'vices' te vermijden. Daar ligt misschien wel de echte plaats der moeite van het omgaan met de complexiteit en de ambiguïteit van de zorgsector. Dat kan niet zonder ook de valkuilen goed onder ogen te zien.

Hierna worden de eerder verzamelde inzichten nog een keer in deze driedeling geordend.

6.5.1 Betrokkenheid

Betrekken bij, begaan zijn met en je betrokken voelen bij, zijn de woorden die hier centraal staan. De relevante spelers moeten daadwerkelijk bij het spel betrokken worden, maar het gaat ook om een gevoelsmatige betrokkenheid bij de thematiek en bij de andere spelers. Beide aspecten zijn belangrijk. Complexe systemen, zeker als ze bevolkt zijn door professionals en collegialiteit een belangrijk kenmerk is, zijn niet van buitenaf te controleren en te besturen. 'He who thinks he is controlling from without is asking to be cheated by those whom he thinks he controls (Hoebeke, 2004).' Als een professional zich niet betrokken voelt, leidt dat gemakkelijk tot een 'pocket veto',[22] de voorspelbare reactie op plannen die 'not invented here' zijn.

Betrekken bij
'Betrekken bij' betekent dat mensen het samen doen. Wierdsma heeft het over co-creatie en Weisbord en Jannof over 'the whole system in the room'

---

[22] *Zie noot 12.*

Afbeelding 12
Betrokkenheid, reflectie en daadkracht

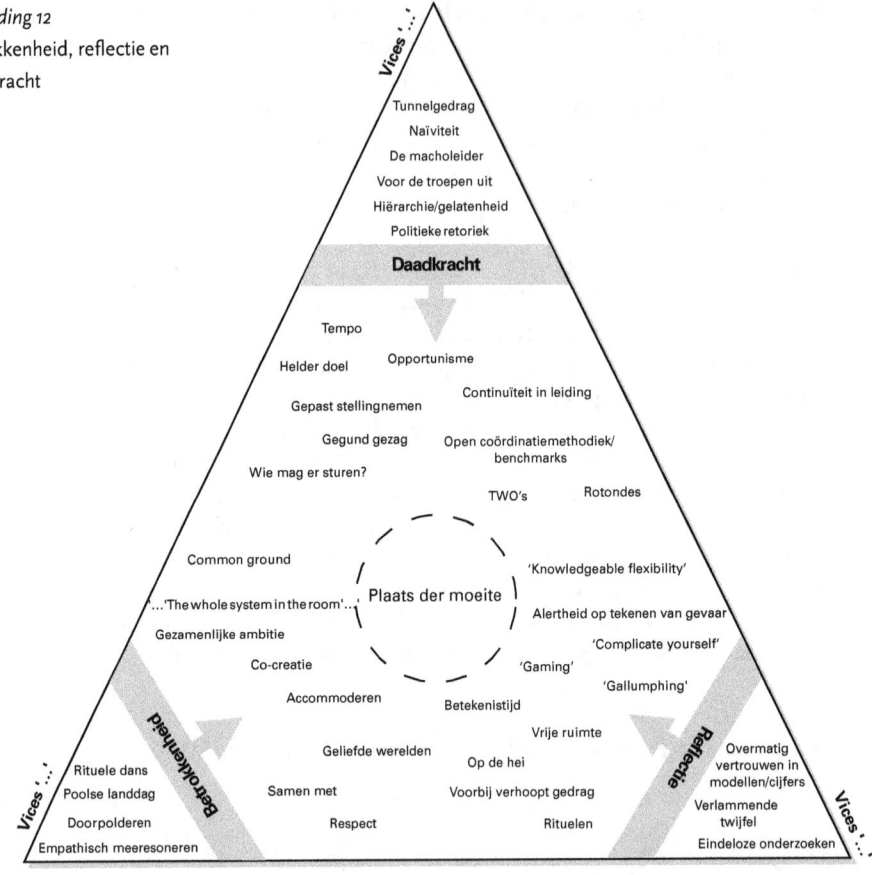

en het zoeken naar 'common ground'. Veel overlegvormen in en tussen organisaties zijn pogingen om dit gezamenlijk optreden handen en voeten te geven. Dit mag echter geen rituele dans worden, keurig vastgelegd in inspraakrondes, zetels in commissies en andere vormen van overleg, zonder echte betrokkenheid. De actoren in een dergelijke arena voelen feilloos aan of er sprake is van een echte relatie en van respect voor elkaars belangen en mogelijkheden, of dat de inspraak niet meer is dan het afwerken van een actielijstje. Het mag ook niet uitmonden in zogenoemde Poolse landdagen waar iedereen over alles moet meepraten en er uiteindelijk niets besloten wordt. Er moet gewerkt worden, er moet zorg worden verleend en eindeloos vergaderen is sowieso niet populair onder de professionele doeners in deze sector.

Het is belangrijk dat er goed gekeken wordt naar de echte 'stakeholders'. Wat is het hele systeem? Zeker een collegiale omgeving vraagt om binnen het systeem gevoelde en gedeelde belangen. Pas dan hebben de inspanningen om samen te spelen zin. Te weinig onderlinge betrokkenheid leidt tot een gebrek aan cohesie, een gebrek aan draagvlak, onsamenhangendheid en demotivatie. Dat geldt voor een sportploeg, maar ook voor een cluster of divisie in een ziekenhuis, een regionaal platform, een multidisciplinaire adviesgroep en een deelmarkt waarvoor een besturingsmodel wordt ontworpen.

Een goede invulling van betrekken bij kan bijdragen aan draagvlak en commitment en in een collegiale omgeving is dat een belangrijke bodem voor daadkracht en actie.

Betrokken bij
'Betrokken bij' zegt iets over de relatie tussen de leidinggevende en zijn medewerkers, over de betrokkenheid van medewerkers bij de missie van een organisatie of bij het product of de dienst die wordt geleverd, over de relatie tussen collega's, of dit nu medewerkers van een organisatie zijn of participanten in een regionaal overlegplatform, en over de relatie tussen de vertegenwoordiger en zijn achterban. De betrokkenheid van de werkers in de zorgsector bij het product is bijna vanzelfsprekend. Er moet heel wat gebeuren voordat de verpleegkundige of een arts haar patiënten in de steek laat. Het is een belangrijke waarde in deze sector. Al eerder is opgemerkt dat deze betrokkenheid soms zo groot is dat het gevaar voor roofbouw dichtbij is. Door de complexiteit en multidisciplinariteit van de zorgsector is er sprake van een grote onderlinge afhankelijkheid. Dat is niet alleen zo in en tussen organisaties, maar ook in het landelijk beleidscircuit. Het management moet zaken regelen voor de professionals en moet vertrouwen op hun professionaliteit. De vertegenwoordiger moet in het overleg en de onderhandelingen zaken doen namens zijn achterban en moet tegelijkertijd een betrouwbare gesprekspartner zijn voor de andere partijen. Als de achterban zich onvoldoende herkent in het gedrag van haar vertegenwoordiger ontstaat het risico dat hij in de ogen van zijn achterban van vertegenwoordiger een 'medeplichtige' wordt. In die context is een gevoelde en ervaren betrokkenheid vaak de voorwaarde waaronder mensen elkaar het vertrouwen geven om (namens hen) tot tijdelijk werkbare overeenkomsten te komen en daar ook van op aan te kunnen.

Dergelijke observaties zijn bepalend voor de positie van de bestuurder ten opzichte van zijn medewerkers en van de vertegenwoordiger ten opzichte van zijn achterban. De betrokkenheid moet niet doorslaan naar empathisch meeresoneren met alle emoties en zorgen van de verschillende actoren. Het moet een zakelijke betrokkenheid blijven. Dat is lang niet altijd eenvoudig in de interferentiezone tussen de leefwereld en de systeemwereld. Persoonlijke integriteit en coherent gedrag zijn belangrijke eigenschappen voor bestuurders en vertegenwoordigers in deze omgeving. De betrokkenheid moet ook niet ten koste gaan van de noodzakelijke bestuurlijke kwaliteiten van een vertegenwoordiger. Natuurlijk, het vertrouwen van de eigen achterban is cruciaal, maar er zijn ook specifieke vaardigheden nodig om in de bestuurlijke arena's te kunnen scoren.

In de praktijk zijn 'betrekken bij' en 'betrokken bij' moeilijk te scheiden. Met het individuele veto van een specialist in een medische staf of een land in de Europese Unie is het 'betrekken bij' formeel goed ingevuld, maar als dit zonder echte betrokkenheid en zonder een zeker onderling respect en vertrouwen gebeurt, is het gevolg veeleer hindermacht dan een constructieve bijdrage. De volgende uitspraak van een collega in het vak vat de samenhang mooi samen: 'als je wilt dat mensen betrokken zijn, betrek ze dan'.

De vices
De valkuilen van betrokkenheid zijn al eerder aan de orde geweest, maar het is goed ze nog even te memoreren (zie afbeelding 13). Ze liggen voor de hand. In de jaren zeventig van de vorige eeuw was er een democratiseringsgolf in de Nederlandse samenleving. Iedereen moest meepraten en meebeslissen en dat was soms belangrijker dan de vraag of er daadwerkelijk wat gebeurde. 'Poolse landdagen' hebben inmiddels een negatieve klank gekregen en een moderne variant is het eindeloos 'doorpolderen'. Verder is er het risico dat 'betrekken bij' een rituele dans wordt, een af te werken actielijstje zonder respect en echte betrokkenheid. Je betrokken voelen bij kan in de interferentiezone tussen de leefwereld en de systeemwereld ook doorschieten in empathisch meeresoneren met alle emoties van medewerkers, collega's en mensen in de achterban en dat leidt vaker tot meer verwarring dan tot oplossingen.

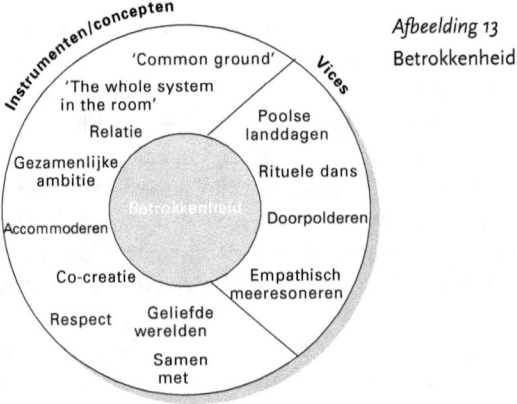

Afbeelding 13
Betrokkenheid

6.5.2 Reflectie

Druk, druk, druk is het credo in deze tijd. Alles moet snel, ook in het primaire proces van de zorg. Men wil snel geholpen worden, de markt zuigt nieuwe behandelingen aan, de ligtijd in het ziekenhuis moet korter want er wacht een volgende patiënt. En in de beleidsarena vraagt de Tweede Kamer waar de plannen van de minister blijven en stelt tegelijkertijd vele vragen die het proces vertragen. Er is een voortdurende druk op het ambtelijk apparaat en de ZBO's om de beloofde plannen van het kabinet snel te realiseren. In hoofdstuk 2 is al geconstateerd dat de sector gedeeltelijk zelf verantwoordelijk is voor deze druk, doordat ze te gemakkelijk beloftes doet en nieuwe mogelijkheden in het vooruitzicht stelt, waardoor het verwachtingspatroon voortdurend wordt opgeschroefd.

Onder een dergelijke druk floreert het denken in doel en middelen, floreren de taskforces, de afspraken, planningen en tijdschema's, die tenminste het gevoel geven dat we een en ander nog onder controle hebben. Maar de reflectie verdwijnt en dit leidt gemakkelijk tot onderschatting van de complexiteit en de ambiguïteit van de zorgsector. Welke Raad van Bestuur, stafbestuur of managementteam gaat nog de hei op om even pas op de plaats te maken en na te gaan of we de dingen nog goed doen en of we nog wel met de goede dingen bezig zijn. Te vaak worden deze momenten aangegrepen om achterstanden in het werk weg te werken. De agenda slibt gemakkelijk vol en de echte reflectie schiet er bij in. Het nieuwe beleid wordt al ingevoerd als de inkt van het voorstel nog niet eens droog is en door de vertragingen in de aanloopfase is er geen tijd meer om te testen.

Reflectie: betekenistijd
De beschreven jachtigheid moet uit de sector verdwijnen, zij contrasteert ook schrijnend met de 'core business' van de zorg, waar zorgvuldigheid, rust en aandacht cruciaal zijn. Er is tijd en vrije ruimte nodig om de dilemma's en de verschillende geliefde werelden te onderkennen, om met de benen op tafel naar buiten te kijken en waar nodig af te dalen naar de plaats der moeite. 'Managers complicate yourself', zegt Weick en ook het 'knowledgeable flexibility' van Jacobs ten aanzien van de onvermijdelijke hybriditeit van de sector (zie hoofdstuk 3) vraagt om inzicht en verdieping. De complexiteit van deze sector vraagt om 'betekenistijd' en het ontwikkelen van een gezamenlijke taal. Het loont om eerst te kijken of iedereen zich wel houdt aan de gemaakte afspraken alvorens ervoor te kiezen het allemaal anders te doen. We zijn daarbij niet op zoek naar het ontbrekende stukje informatie dat uiteindelijk tot de juiste keuze gaat leiden, er is eerder te veel informatie en er zijn te veel mogelijkheden die vaak ook multi-interpretabel zijn. We moeten op zoek naar de zaken die in die ambiguïteit houvast en richting bieden.

Reflectie: alertheid
Reflectie heeft ook te maken met de alertheid op tekenen van gevaar, met durven (en mogen) denken dat dingen ook mis kunnen gaan. We moeten ook kijken naar de keerzijde van de pluswoorden in de plannen en alert zijn op de impliciete prikkels in het ontworpen besturingssysteem. Te vaak gaan we nog met z'n allen onder de druk van de problemen en de roep om oplossingen als het ware de tunnel in en sluiten we ons af voor dit soort signalen. Te gemakkelijk worden de personen of instanties die bezwaren opwerpen beschouwd als remmers in vaste dienst en oude denkers. Op die manier kunnen waardevolle signalen verloren gaan. Hier past de oproep om interne kennis van de sector en nieuwe ideeën van buiten met elkaar te combineren. Dan kunnen we misschien de 'rotondes' van Van Asseldonk vinden. Benchmarks en transparantie van informatie kunnen hier een nuttige signalerende rol vervullen als we ons blijven realiseren dat ook dit slechts

modellen van de werkelijkheid zijn. Deze alertheid is voor een deel een natuurlijke houding, maar kan ook worden gestimuleerd. 'Wargames' zijn simulaties waarin men op zoek gaat naar onvoorspelbare reacties van medespelers en tegenstanders. Weick wijst op 'gallumphing' om even los te komen van de realiteit en de zaken ook eens van een andere kant te bekijken. Een goede aansluiting van managers en beleidsmakers bij de 'frontline' van de activiteiten van hun organisatie is een belangrijke voorwaarde om deze alertheid en signaleringsfunctie goed in te vullen.

Reflectie: rituelen
Rituelen kunnen nuttig zijn. Te vaak wordt er pas geëvalueerd na de crisis of het echec. Het is beter om evaluaties vast in te plannen en zo de alertheid in te bouwen in het systeem.

> *Een bedrijfsleider bij Philips werd (lang geleden) geconfronteerd met de invoering van de ondernemingsraad. Dat was storend en lastig, maar het moest. Na enige tijd komt hij met een ook voor hemzelf verrassende observatie: Het is wel goed om om de zoveel tijd een verhaal te moeten maken voor de OR, het dwingt jezelf om alles weer een keer op een rij te zetten.*

De jaarlijkse troonrede vervult een vergelijkbare functie en het vaste rondje langs de velden in het regionale platform ook. Iedereen kan dan even melden wat er in zijn omgeving gebeurt en niet alleen als er crisis is. Een tijdens een fusieproces afgesproken evaluatie blijkt later een goed moment om even een pas op de plaats te maken. Zonder dat er een crisis is, wordt er toch tijd genomen om terug te kijken en wat dieper te graven en dat levert in de organisatie goede thema's op. Het is de kunst om dit soort rituelen serieus te nemen en ze niet te laten verwateren tot rituele dansjes, dan creëren ze slechts een schijnzekerheid.

Reflectie: zorgvuldigheid
Reflectie heeft ook te maken met zorgvuldigheid, onder andere bij benoemingsprocedures en het HRM-beleid. Onder meer door de collegialiteit is de zorgsector bij uitstek een persoonsgebonden wereld. Daarin is het van groot belang om de juiste persoon op de juiste plek te krijgen, gegeven de context en de al aanwezige spelers en collega's. Benoemingen zijn belangrijke sturingsmomenten van het management of de toezichthouders. Dat vraagt aandacht en respect voor de complexiteit van de omgeving en een besef van de kwaliteiten die in een dergelijke omgeving nodig zijn. Ook benoemingen zijn in feite contextgebonden tijdelijk werkbare overeenstemmingen (TWO's). Te vaak wordt hier nog besloten op basis van reputaties, vermeende kwaliteiten en gehoopt gedrag.

> *Een docent aan een postacademische training voor managers zei hierover: 'Als het in de opleiding echt ingewikkeld wordt, nemen de managers uit het publieke domein het over, zij kunnen omgaan met complexiteit.'*

Reflectie: toetsen
Reflectie is vooral 'voorbij gehoopt gedrag'. Het maken van beleid (een spelontwerp) is nog iets anders dan het spel werkelijk door de betrokkenen laten spelen. Daarvoor is een speelbaar spel nodig, dat bovendien is afgestemd op de kwaliteiten, belangen en motieven van de beschikbare spelers. Beleidsmakers moeten na een moeizaam bereikt compromis in de onderhandelingsarena niet opgelucht achteroverleunen. Er volgt immers nog een belangrijke fase, die vooraf moet zijn ingebouwd. Voordat het spel op het veld wordt ingevoerd, moet de speelbaarheid zijn getoetst en moet de vraag beantwoord zijn of de ingebouwde prikkels in combinatie met de scheidsrechtersrol inderdaad een goede balans hebben gecreëerd tussen de belangen van de individuele spelers en het maatschappelijk belang dat gediend moet worden. Spelsimulaties kunnen nuttig zijn bij het toetsen van beleid en ook bij het voorbereiden en trainen van spelers op hun rol.

De vices
Ook reflectie kent zijn valkuilen (zie afbeelding 14). De belangrijkste is dat we de ambiguïteit van de sector verwarren met onzekerheid en dat we op zoek gaan naar het laatste stukje informatie om die onzekerheid weg te nemen. Maar dat zal nooit lukken in deze wereld van dilemma's. Vaak blijkt de behoefte aan aanvullend onderzoek een excuus voor besluiteloosheid en gebrek aan lef. Het betekent voor de betrokken spelers dat er nog langer onduidelijkheid en onzekerheid blijft bestaan.
Een andere valkuil is dat mensen gaan geloven dat de cijfers uit de onderzoeken en de benchmarks de realiteit zijn en niet gemodelleerde weergaves daarvan. Hoebeke (1999) waarschuwt voor de handige politicus die allereerst probeert iedereen ervan te overtuigen dat zijn model 'waar' is, om daarna makkelijk te scoren. Modellen zijn slechts weergaves van de werkelijkheid en ze zijn manipuleerbaar en daar moeten we voortdurend alert op blijven.

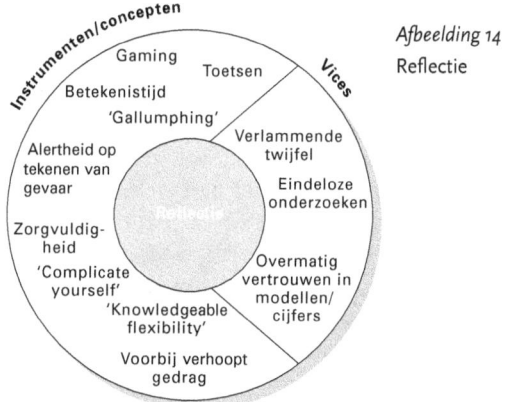

Afbeelding 14
Reflectie

6.5.3   Daadkracht

Daadkracht lijkt de natuurlijke tegenhanger van de in de inleiding van dit boek geconstateerde stroefheid. De roep om meer daadkracht wordt dan ook regelmatig gehoord in de sector. De Tweede Kamer maant de minister nu echt door te pakken, een van de ontwerpers van het DBC-systeem laat in de krant optekenen dat de overheid zich wat meer moet gaan gedragen als een RvB en het nieuwe systeem nu moet doordrukken, de Raad van Toezicht wil een echte bestuurder die orde op zaken zal stellen, de stafvoorzitter wordt gebrek aan lef verweten, hij moet de Raad van Bestuur veel meer op de huid zitten en ga zo maar door. Daadkracht is nodig, het is de positieve kant van het maakbaarheidsdenken dat ons veel heeft gebracht. In een complexe omgeving zoals de zorgsector kan daadkracht echter makkelijk ten koste gaan van de twee andere begrippen, in plaats van dat ze elkaar versterken.

Daadkracht: gegund gezag en vertrouwen
Daadkracht vraagt om een aan de complexe en collegiale context van de zorgsector aangepaste invulling. De voorgaande hoofdstukken bieden hiervoor voldoende aanknopingspunten. Ook in deze sector kan een inspirerende en charismatische leider effectief zijn; zo lang hij het vertrouwen heeft van het 'systeem' kan en mag er veel. Sommige stafvoorzitters, Raden van Bestuur, 'trekkers' van een maatschap en ook ministers weten op de een of andere manier altijd de juiste toon te vinden. De marge blijft smal, omdat functiegebonden macht in deze sector niet of nauwelijks effectief is. Het gaat om het gegunde gezag van de leider, dat tegelijkertijd betrokkenheid genereert. Wie er mag sturen is een belangrijke vraag. Dit is het respectvol accommoderen tussen professionals en management waar Vermaak het over heeft, overeenstemming bereiken over waar men goed in is en daar (met respect) een taakverdeling op baseren. In een collegiale omgeving moet het je gegund worden om daadkracht te laten zien en dat moet naast de kwalitatieve overwegingen een aandachtspunt zijn bij benoemingen.

Daadkracht: continuïteit in leiding
Continuïteit in de leiding kan nuttig zijn. Vaak is leidinggeven in de zorgsector nog een vorm van corvee, dat je niet te lang moet doen, of het is een roulerende functie, zoals het voorzitterschap van een regionaal platform of de vertegenwoordiging van de staf. Hoe goed dit ook past bij het 'eerlijk delen' in deze collegiale omgeving, als er te vaak gewisseld wordt, worden er geen routines opgebouwd en moet het systeem zich steeds opnieuw instellen op een nieuwe leider. Bovendien kost het tijd om gevoel te krijgen voor de mogelijkheden van medewerkers en collega's, om vervolgens onderbouwd en met gezag (niet op basis van macht) te kunnen interveniëren als dat nodig is.

Daadkracht: helder doel
Daadkracht wordt ondersteund door een helder eigen doel, mits dat door

het systeem wordt gedragen. Zeker in een hybride omgeving waar de overheid weinig houvast biedt, loont het de moeite om te investeren in een eigen, door de organisatie gedragen ambitie. Dat biedt houvast en de legitimiteit voor de leiding om door te pakken. Dat mag in een hybride omgeving soms best opportunistische trekjes hebben. Het commitment van de organisatie of de achterban aan een dergelijke ambitie is een voorwaarde (zie betrokkenheid). Is er eenmaal een gezamenlijke koers gevonden, dan is er ook nog de onmiskenbare kracht van een vereenvoudiging in een aansprekende en inspirerende slogan.

Daadkracht: gepast stelling nemen
Gepast stelling nemen is in de zorgsector een belangrijke kwaliteit bij de spelers en het is misschien wel het meest cruciale aspect van daadkracht. Te vaak blijft men, huiverig voor de verantwoordelijkheid of de reactie van de anderen, afwachtend naar elkaar kijken, of kiest men voor ineffectieve bestuurlijke flinkheid. Elkaar echt aanspreken is niet gemakkelijk in een collegiale omgeving. Gepast stelling nemen is een vaardigheid en houding die te leren is. Het veronderstelt inzicht in de eigen rol en mogelijkheden in de bredere context, maar ook begrip voor de rol van de anderen en het lef om hen aan te spreken als dat nodig is. Dit is niet alleen belangrijk voor de leiders en de onderhandelaars, maar ook voor de andere spelers in het spel. Vaak laat men het er al snel bij zitten en tekenen van gevaar worden niet geëxpliciteerd. Heel veel stroefheid is terug te voeren op het feit dat de spelers geen stelling nemen, hun stem niet laten horen of ongepast stelling nemen, zoals de verkeerde personen aanspreken, iemand aanspreken met een volstrekt verkeerde boodschap, of een ongepaste toon hanteren die de ander geen ruimte laat enzovoort. Communiceren in een collegiale omgeving is moeilijk. Gepast stelling nemen kan worden gefaciliteerd door een situatie van vertrouwen te creëren, waarin mensen de ruimte voelen om hun mening te geven en daar ook op aangesproken kunnen worden.

Daadkracht: structuur, instrumenten en prikkels
Hiërarchische macht werkt maar beperkt in de zorgsector, maar dat wil niet zeggen dat de structuur van een organisatie en de daaraan gekoppelde posities niet kunnen bijdragen aan de daadkracht. Structuur kan faciliteren. Zo zijn er in gekantelde organisaties functies gecreëerd die in potentie de verantwoordelijkheden en bevoegdheden hebben om gepast te reageren op ontwikkelingen en uitdagingen in de omgeving. In de voorgaande hoofdstukken zijn nog enkele andere instrumenten aangedragen die in een collegiale omgeving sturend kunnen werken. De open-coördinatiemethodiek die Benschop omschrijft in het kader van de Europese samenwerking (zie bijlage 2) is daar een voorbeeld van. Benchmarks kunnen in de zorgsector een dergelijke rol vervullen, maar dan moeten de spelers wel betrokken zijn geweest bij de vaststelling van de criteria en de normstelling, anders breekt het kwetsbare commitment aan een dergelijk stuurmechanisme. Belonen en verleiden en 'shaming en blaming' lijken in de zorgsector effectiever dan het machtswoord en vragen om nadere bestudering. Maar ze kunnen

ook gemakkelijk misbruikt worden om te manipuleren. De integriteit van de bestuurder is cruciaal.

Veel sturing gaat uit van de expliciete en impliciete prikkels in het besturingssysteem en dat is in zekere zin gratis daadkracht, als de prikkels tenminste de gewenste uitwerking hebben en de spelers committeren. Hier zoekt Van Asseldonk zijn 'rotondes'. Het is de taak van de ontwerpers om deze daadkracht te onderkennen en in te bouwen in hun ontwerp.

Daadkracht: tempo

Tempo is een niet te onderschatten aspect van daadkracht. Beleid wordt in deze sector gemaakt in een smalle marge van een groot aantal deelbelangen en veranderende omstandigheden. Als er dan een tijdelijk werkbare overeenkomst ligt en die is goed onderbouwd, dan is 'momentum' belangrijk. Het laat het commitment van de beleidsmakers zien. Tijdens de implementatie wordt het bereikte compromis voor de andere spelers werkelijkheid. Op dat moment moet er daadkrachtig opgetreden worden, dat versterkt ook het gezag van de Haagse arena of van de beleidsmakers in een organisatie. Wanneer er te lang wordt getwijfeld, ontstaat het risico dat nieuwe punten worden ingebracht of oude emoties weer opspelen.

Daadkracht: opportunisme

Zoals al eerder in dit boek geconstateerd, vraagt acteren in de complexe omgeving van de zorg om een zeker opportunisme van de spelers. Betrokkenheid en reflectie zijn belangrijk, maar een organisatie of actor moet wel door en moet dan roeien met de riemen die er zijn. Meebewegen met de meerderheid of met de krachtigste speler kan nuttig zijn, ook als dat voor een deel ten koste van eigen opvattingen en belangen gaat. Er kunnen dan immers meters worden gemaakt voor de eigen organisatie of achterban. Het is de kunst om een balans te vinden tussen de eigen geloofwaardigheid en het noodzakelijke pragmatisme in een soms ongrijpbare onderhandelingsomgeving.

De vices

De vices liggen bij daadkracht voor de hand (zie afbeelding 15). Met de flinkheid van de macholeider die uitgaat van de maakbaarheid van de sector, wordt snel afgerekend en als dat onverhoopt niet gebeurt, richt hij soms veel schade aan. De retoriek in het politieke debat helpt soms om een voorstel door de Tweede Kamer te loodsen, maar als er geen stevige onderbouwing is, zitten we later met de gebakken peren. Er is op termijn weinig respect voor de leider die nu echt de problemen gaat aanpakken, maar uit naïviteit of politiek machtsdenken te veel aan de buitenkant blijft. Zo'n leider loopt al snel te ver voor de troepen uit en zal de stakeholders teleurstellen. De roep om hiërarchie is begrijpelijk, maar de keerzijde is de gelatenheid van collega's en professionals: 'Als jullie het zo goed weten, doe je het ook maar zelf.' Dat haalt de creativiteit en het noodzakelijke commitment uit het systeem en die kunnen we niet missen.

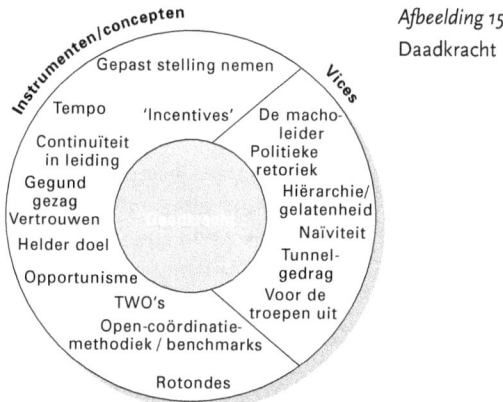

Afbeelding 15
Daadkracht

6.6 Synthese

De valkuilen van reflectie en van betrokkenheid maken de noodzaak van daadkracht scherp voelbaar. Daadkracht moet ons behoeden voor het 'doorpolderen' en de eindeloze onderzoeken. Met daadkracht komt er richting. Maar het werkt ook andersom, de andere twee begrippen moeten ons ook behoeden voor de valkuilen van daadkracht. De door reflectie en betrokkenheid gestutte daadkracht is het beste middel tegen de eerder geconstateerde stroefheid.

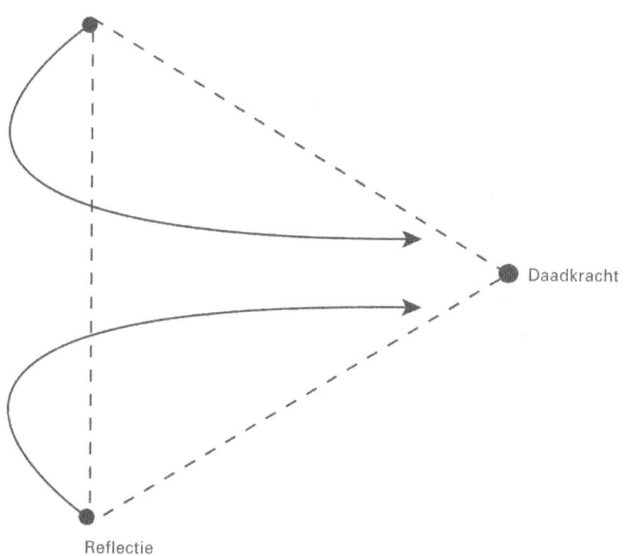

Afbeelding 16

De drie begrippen zijn op zichzelf verhelderend, maar pas in samenhang komen ze tot wasdom. De invloed van een vertegenwoordiger wordt per slot van rekening bepaald door de persoonlijke vaardigheden (daadkracht) van die vertegenwoordiger, door de kwaliteit van de boodschap (reflectie) én door het draagvlak bij zijn achterban (betrokkenheid).

In de synthese van deze drie begrippen en de daaraan gekoppelde suggesties en methoden liggen antwoorden op de complexiteit en ambiguïteit van deze sector. Het balanceren op de grens van overheid en markt vraagt inzicht, gevoel voor dilemma's en een zorgvuldige toetsing van en alert toezicht op eenmaal ontwikkeld beleid (reflectie). De vele verschillende belangen en geliefde werelden leiden tot smalle marges, waarin toch commitment (betrokkenheid) van de stakeholders moet worden gegenereerd. Maar er moet ook gestuurd worden (daadkracht) en dat vraagt om lef, stelling nemen en doen.

Het subtiele spel in deze triade vraagt een basaal vertrouwen tussen de belangrijkste spelers. Er moet enige onbevangenheid zijn zodat de betrokkenen elkaar kunnen aanspreken en ook fouten kunnen maken, zonder dat ze meteen in een defensieve verkramping schieten. Dit vertrouwen mag niet afhankelijk zijn van het met elkaar eens zijn. Ook tegenstanders kunnen afspraken met elkaar maken. Hier zijn consistentie, woord houden en persoonlijke integriteit belangrijke factoren. Erkenning van de complexiteit van de sector, de noodzaak om er met elkaar wat van te maken, inzicht in elkaars belangen, motieven en mogelijkheden en het besef dat een tijdelijk werkbare overeenkomst (TWO) al een mooi resultaat is, kunnen helpen om dit vertrouwen op te bouwen. Als een speler nee zegt omdat hij niet kan, heeft dat een heel andere klank dan wanneer hij niet wil.

Helaas is dat onderlinge vertrouwen lang niet altijd aanwezig in en rond de zorgsector en mogelijk ligt daar ook een belangrijke bron van de stroefheid. Het spel in de zorg lijkt vaak gebaseerd op een soort gestold wantrouwen. Al eerder is gewezen op het basale wantrouwen in Den Haag, dat zowel het departement als de politiek koesteren jegens de spelers in het veld. Maar ook tussen specialisten en management in het ziekenhuis of tussen verzekeraar en zorginstelling ontbreekt dit basale vertrouwen vaak en is er op zijn minst sprake van een gezond wantrouwen. Volgens Jacobs (1992) is juist in het 'commercial syndrome', de marktomgeving, dit vertrouwen een cruciale factor. Daar ligt een belangrijke uitdaging voor de sector. Die kan voor een deel worden ingelost door snel te komen tot een herkenbaar en speelbaar spel, waarin iedereen zijn rol weer kan vinden, maar voor een ander deel zal het vertrouwen moeten worden gewonnen in het spel zelf door het gedrag van de spelers.

Betrokkenheid, reflectie en daadkracht moeten bij voorgenomen interventies in de zorgsector in een zekere balans zijn om echt tot veranderingen en verbeteringen te kunnen komen. We moeten leren omgaan met de twijfel aan de effectiviteit van het maakbaarheidsdenken (de rationaliteit van doel en middelen) en met de complexiteit en ambiguïteit van de sector. Betrokkenheid, reflectie en daadkracht kunnen daarbij helpen.

6.7 Verbeteren of vernieuwen

Het is tijd om terug te keren naar de twee vragen die in de voorgaande hoofdstukken steeds een belangrijke rol hebben gespeeld: Hebben we een speelbaar spel ontworpen? En: Wordt het spel goed gespeeld? Dit zijn vooral reflectieve vragen, die tot een betere analyse leiden van wat er feitelijk aan de hand is. De vragen dwingen de spelers om stelling te nemen en ze kunnen de ingang zijn naar de plaats der moeite. De vragen zijn ook van belang voor de toetsing van beleid. Hebben we een spel ontworpen dat speelbaar is met het materiaal dat we tot onze beschikking hebben?

Het zijn de vragen die kunnen voorkomen dat we te snel vluchten in daadkracht en alles weer anders doen, zonder goed te kijken waarom het nu niet goed gaat. Want vernieuwen is niet altijd beter. Vernieuwen in de betekenis waar het hier wordt gebruikt, namelijk het overstappen naar een ander spel, een ander besturingsarrangement voor een sector of een organisatie, is vaak zeer ingrijpend, zeker als dat ook nog eens gepaard gaat met een overstap naar een ander 'syndroom' (Jacobs, 1992). En dat laatste is in de zorgsector nu aan de orde. De spelers stappen in een nieuw spel en daarmee vervallen veel routines en aannames die vaak sterk bijdragen aan een goed spelverloop. Het dansen wordt weer even voorzichtig stappen. Hoebeke (1994) zegt hierover: 'Making privatization laws is the easiest part in the transformation of companies in the former Eastern European countries (...) But what efforts have to be put in coherent behaviour, so that the old victims of the state monopolies start to become aware that they are customers!' Voordat een dergelijke stap wordt gezet is het goed om na te gaan of er in het bestaande spelontwerp of de uitvoering echt geen mogelijkheden voor verbetering meer zijn. Verbeteren is immers minder ingrijpend, omdat de bestaande gebruiken en relaties in stand kunnen blijven. Het vraagt wel een kritische opstelling, vooral ten aanzien van de uitvoering door de spelers en dat laatste is in een collegiale omgeving niet gemakkelijk.

Waar ligt dit omslagpunt van verbeteren naar vernieuwen? Van Asseldonk wijst op de afnemende meerwaarde van de extra regels die steeds nodig zijn om een besturingssysteem nog in de lucht te houden. In en om de zorgsector is er een algemeen gevoel dat er nu zo'n moment is aangebroken en de overgang naar de markt is dan ook al ingezet. Maar in de uitvoering voel je nog de twijfel en wordt er op meerdere paarden gewed. Zo wordt er ondanks het invoeren van marktwerking toch vastgehouden aan het Budgettair Kader Zorg. De aarzelingen en onzekerheid zijn begrijpelijk, want het is in zekere zin het betreden van 'uncharted territory' (Duke & Geurts, 2004). Zijn we nu echt overgestapt en kunnen we straks verder met het verbeteren van het nieuwe (gereguleerde) marktspel of bestaat het risico dat we bij tegenslag toch terugvallen op het oude vertrouwde spel?

Voor een dergelijke omslag is timing belangrijk. In een omgeving met zoveel, vaak tegenstrijdige belangen is er een gezamenlijk crisisgevoel nodig om de verschillende stakeholders te laten uitstijgen boven hun directe eigenbelang, om samen het nieuwe land te betreden en een nieuwe dans te leren. Ondanks de publiciteit en de massale verontwaardiging in de samenleving en onder politici over de performance in de zorgsector, is het de vraag of het gezamenlijke crisisgevoel rondom de zorgsector al groot genoeg was voor de stap waar we nu mee bezig zijn. Mogelijk verklaart dat ook de lange looptijd van dit verandertraject. Ook hier ontbeert de sector weer een harde maat voor succes, falen en crisis.

Ook het kiezen tussen verbeteren en vernieuwen is blijkbaar een van de spanningsvelden waar we in de zorgsector 'knowledgeable' mee om moeten leren gaan, waarin we alert moeten zijn op de tekenen van gevaar en ons bewust moeten zijn van de impact van de te maken keuze.

6.8 Ten slotte: 'Leap while looking'

De zoektocht naar de onderstromen, de onderliggende logica van de zorgsector heeft niet geleid tot dé oplossing voor de zorgsector. Dit boek geeft geen uitsluitsel over de zin of onzin van marktwerking voor de sector, geen conclusie over de beste structuur van het ziekenhuis of dé vorm voor een regionaal platform van zorgaanbieders. Wat het hopelijk wel heeft opgeleverd, is een beter gevoel voor hoe het werkt in de sector en wat er haalbaar en werkbaar is. Mogelijk kan dit ertoe bijdragen dat we het in de zorg een beetje beter gaan doen en zo een deel van de gewekte verwachtingen kunnen inlossen. Een belangrijke les is dat 'de waarheid' zeker in deze sector niet bestaat en dat we het moeten doen met contextgebonden, tijdelijk werkbare oplossingen. Dat vraagt vooral respect voor en inzicht in de complexiteit én in de ambiguïteit van deze sector. Simpele oplossingen bestaan hier niet. We zullen er moeite voor moeten doen. Een andere les is dat we het in deze collegiale sector samen zullen moeten doen. In de film *A beautiful mind* krijgt de latere Nobelprijswinnaar Nash in een café zijn lang gezochte originele gedachte. Vrij vertaald:

> *'Adam Smith heeft ongelijk. Als iedereen voor zijn eigen geluk strijdt, betekent dat nog niet dat de wereld daar beter van wordt. Pas wanneer iedereen voor zijn eigen geluk strijdt en tevens rekening houdt met het belang van de groep, kan een optimaal resultaat worden behaald.'*

Daarmee eindig ik, net als in de inleiding, bij de mensen die op enigerlei wijze dagelijks hun bijdrage leveren aan deze sector. Zij zullen het moeten doen. Was het in de inleiding Checkland die de 'shakers en de movers' naar voren schoof boven de slimme beschouwers, deze keer is het Weick. Hij adviseert: 'leap while looking' want: 'People who really get in trouble during these crises are those who try to think everything through before taking action'.

'Leap while looking', het vat kernachtig samen dat het in deze complexe en soms ongrijpbare sector naast 'samen doen' (betrokkenheid) ook moet gaan om een goede balans tussen 'looking' (reflectie) en 'leaping' (daadkracht).

Literatuur

Arendt, H. *Vita Activa*. Amsterdam: Boom, 1994.

Asseldonk, T. van, Berger, L. & Hartigh, E. den. *Emergence and Creativity, creative solutions to governing emergent order in complex social systems*. Paper at the second meeting of the European chaos/complexity in organisations network (ECCON), augustus, 2002.

Boot, J.M. & Knapen, M.H.J.M. *Handboek Nederlandse gezondheidszorg* (10e dr). Houten: Bohn Stafleu Van Loghum, 2003.

Botton, A. de. *Status Anxiety*. London: Penguin Books Ltd, 2004.

Buckle, R. *Nijinski*. Simon & Schuster, 1972.

Caluwé, L. de. *Veranderen moet je leren*. 's-Gravenhage: Delwel, 1998.

Caluwé, L. de. Spelsimulaties voor organisatieveranderingen. *M&O* 1997, nr. 3: 43-60.

Caluwé, L. de., Geurts, J.L.A., Buis, D., Stoppelenburg, A. *Gaming: organisatieverandering met spelsimulaties*. 's-Gravenhage: Delwel, 1996.

Caluwe, L. de & Vermaak, H. *Leren veranderen*. Alphen a/d Rijn: Samsom, 1999.

Checkland, P. & Scholes, J. *Soft Systems Methodology in Action*. West Sussex: John Wiley & Sons Ltd., 1999.

Christensen, C.M., Bohmer, R. & Kenagy, J. Will disruptive innovations cure health care? *Harvard Business Review*. 2000, sept.-okt.: 102-112.

Commissie-Dekker. *Bereidheid tot verandering*. Ministerie van Volksgezondheid: 1987.

Derkse, W. *Een levensregel voor beginners*. Tielt: Lannoo Uitgeverij, 2000.

Duke, R.D. *Gaming, the future language*. Beverly Hills: Sage Publications, 1974.

Duke, R.D. & Geurts, J.L.A. *Policy games for strategic management, pathways into the unknown*. Purdue University Press, 2004.

Enthoven, A.C. *Introducing Market Forces into Health Care: A Tale of Two Countries*. The Nuffield Trust, 2002.

Grinwis, P. *Onbevangen ontmoeten, adviseren bij besturen*. Deventer: Kluwer Bedrijfswetenschappen, z.j.

Grit, K. Politisering van het management gevraagd – dilemma's rond zelfregulering. *Filosofie in Bedrijf*. 2003; 15, nr. 1.

Habermas, J. *De nieuwe onoverzichtelijkheid*. Amsterdam: Boom, 1989.

Hoebeke, L. *Making work systems better: a practitioners reflections*. Wiley, 1994 (uitverkocht).

Hoebeke, L. Mateloze maatregelen: de wetteloosheid van de grote aantallen. *Filosofie in Bedrijf*. 1999; 9 (4): 35.

Hoebeke, L. Individual responsibility in participative and democratic systems. In: *Proceedings of the International Symposium on Cooperativism and Participation*. MCC Vitoria-Gasteiz, maart, 1997.

Hoebeke, L. Paradoxes and dilemma's in Organizational change. In: J. Boonstra (red.), *Dynamics of organizational change and learning*. Wiley, 2004.

Hoebeke, L. Modellen en werkelijkheid: zin en onzin. (Hoofdstuk uit een nog niet uitgegeven essay.)

Jacobs, J. *Systems of Survival, a dialogue on the moral foundations of commerce and politics*. New York: Vintage books, 1992.

Kagan, R. *De balans van de macht*. Amsterdam: De Bezige Bij, 2003.

Kessels, J., Boers, E., Mostert, P. *Vrije ruimte, filosoferen in organisaties*. Amsterdam: Boom, 2002.

Kleisterlee, G. Interview in het Eindhovens Dagblad, 21 november, 2002.

Kunneman, H. *Van theemutscultuur naar walkman-ego*. Amsterdam: Boom, 1996.

Können, E.E. *Ziekenhuissamenwerking, fusie en regionalisatie*. Proefschrift. Rotterdam, 1984.

Maister, D. & McKenna, P. *Professionals & leidinggeven*. Schoonhoven: Academic Service, 2002.

Mintzberg, H. Covert leadership: notes on managing professionals. *Harvard Business review* 1998, nov-dec.

Moor, M. *A difference is inserted into my oneness*. Doctoraalscriptie godgeleerdheid. Universiteit Utrecht, 1996.

Nutt, P. *Why descisions fail*. Berret Koehler Publishers, 2002.

Ridder, W.J. de. *Ondernemen zonder macht*. Den Haag: Stichting Maatschappij en Onderneming, 2000.

Roos, M. de, Stoppelenburg, A., Veldkamp, I. & Vroemen, M. *Al spelende leert men, spelsimulaties voor leren en veranderen*. Amersfoort: Twynstra Gudde, 2000.

Simons, H. *Werken aan Zorgvernieuwing*. Departement van Volksgezondheid, 1990.

Taylor, Ch. *De malaise van de moderniteit*. Kampen: Kok Agora, 1994.

Veld, R.J. in 't. *Spelen met vuur*. 's-Gravenhage: VUGA uitgeverij, 1995.

Vermaak, H. Ze zeggen dat professionals niet te managen zijn. *Nyenrode Management Review*. 1997, nr. 7 (nov-dec).

Weick, K.E. *Sensemaking in organizations*. Sage Publications, Inc. 1995.

Weick, K.E. Sense and Reliability. Interview van Diane L. Coutu in *Harvard Bussiness Review* 2003, april.

Weisbord, M. en Jannof, S. *Future search*. Berret-Koehler Publ., 2000.

Wierdsma, A.F.M. *Co-creatie van verandering*. Delft: Eburon, 1999.

Wierdsma, A.F.M. *Leidinggeven aan co-creërend veranderen*. Universiteit Nyenrode, 2001.

Winsemius P. *Naar een nieuwe maatschap*. Den Haag: Ministerie van Economische zaken, 2001.

Bijlagen

De syndromen van Jacobs

De schema's op de volgende pagina bevatten de kernelementen van de door Jane Jacobs onderscheiden syndromen. In haar boek beschrijft Jacobs dat zij op basis van krantenartikelen, tv en andere bronnen uitingen van geaccepteerd gedrag heeft verzameld, die vaak in samenhang voorkomen. Bij nadere studie naar die samenhang vallen die gedragsuitingen volgens haar uiteen in twee clusters, twee min of meer samenhangende groepen van gedragingen, die zij het 'commercial syndrome' en het 'guardian syndrome' noemt. De schema's zijn een vrije interpretatie van Jacobs' teksten.

Bijlagen

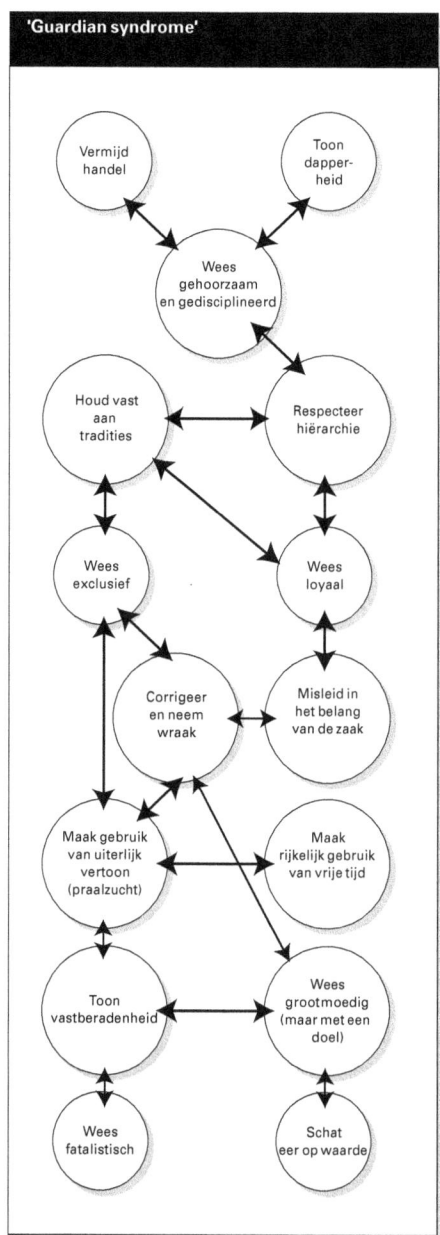 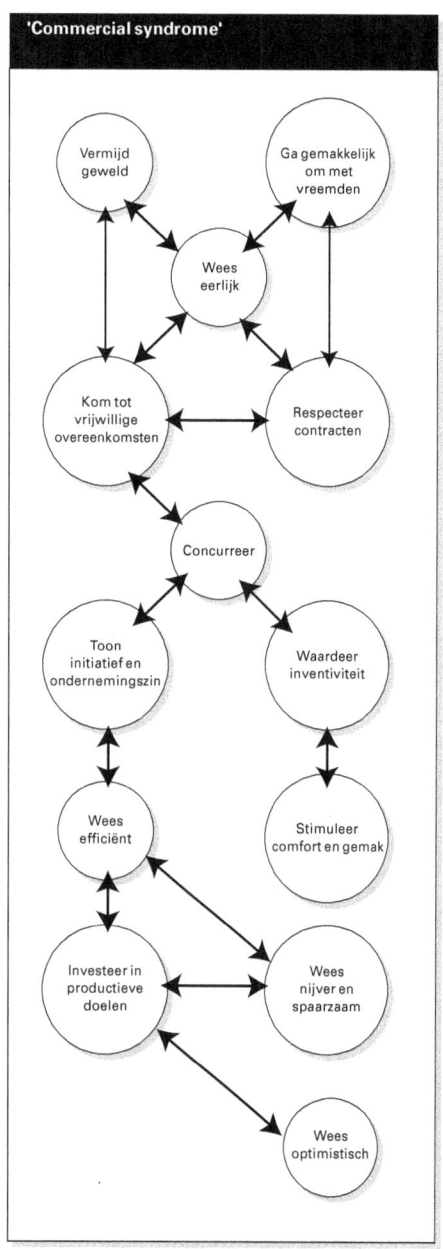

Afbeelding 17
Bolletjesschema's van guardian en commercial syndrome

Een vergelijking met de Europese Unie

In dit boek is een aantal keren verwezen naar de collegiale wereld van de Europese Unie (EU). In deze bijlage worden de eerder gedane observaties iets verder uitgewerkt.[23]

De EU vertoont veel van de in paragraaf 4.2.1 geschetste kenmerken van de collegiale omgeving.
- De EU kent voortdurend structuurdebatten, die te maken hebben met de uitbreiding van de Unie, maar ook voortkomen uit de behoefte aan daadkracht die steeds strijden met de behoefte van de participerende landen om hun autonomie te behouden. Het is voortdurend zoeken naar de ruimte voor de Europese spelbepalers. De federatiegedachte lijkt gepasseerd en er wordt inmiddels gesproken over het 'netwerk Europa'.
- Eerlijk delen is herkenbaar in het roulerend voorzitterschap van de Unie en de regel dat elk land zijn eigen commissaris heeft. Maar er ontstaat nu ook discussie over de effectiviteit hiervan. De uitbreiding van de EU heeft een bijna niet meer uit te leggen omvang van de Europese Commissie tot gevolg en ook wordt de ineffectiviteit van het roulerend voorzitterschap voorzichtig ter discussie gesteld.
- De aversie jegens hiërarchie is herkenbaar in de grote gevoeligheid van de kleinere landen als de 'grote jongens', zoals Duitsland, Frankrijk en Engeland, weer eens bij elkaar komen en een poging doen wat extra bij te sturen.

In de EU wordt onderkend dat de hiërarchische macht vanuit Brussel zijn beperkingen kent. In die context is de 'open-coördinatiemethodiek' gegroeid. Hierin worden competitie en samenwerking gebundeld. Rondom een relevant thema worden gezamenlijk een ambitie, de methode, de criteria en de normstelling afgesproken. Vervolgens worden er (openbare) prestatielijsten opgesteld en die blijken effectief om landen in beweging te brengen. Zodra er hiërarchische instrumenten of bevoegdheden nodig zijn om goed gedrag af te dwingen blijkt hoe kwetsbaar afspraken in de

---

[23] Deze observaties zijn gedeeltelijk gebaseerd op een uitvoerig gesprek met D. Benschop, PvdA-politicus met een uitgebreide Europese ervaring.

Europese context zijn. Een goed voorbeeld is het debat over het stabiliteitspact en de 3%-grens (maximaal 3% tekort op de overheidsbegroting). Het lukt niet om de overtreders de afgesproken sancties op te leggen, maar vanwege het publieke debat wordt het voor de overtreders moeilijker om dat een volgende keer weer te doen. De dreigende overschrijding van de 3%-grens door Nederland leidt, zeker na het schoolmeesterachtige optreden van onze minister ten aanzien van andere overtreders, wel degelijk tot ingrepen van het Nederlandse kabinet. De methode dient uiteraard zorgvuldig te worden toegepast. Zij werkt bij veel dossiers, maar minder als het gaat om de machtsverdeling in de Europese Unie. Mogelijk zijn hier lessen uit te halen voor een goede toepassing van benchmarks in de zorg.

In de Europese context zijn nog een aantal 'coördinatiemechanismen' te duiden.
- Er is een verplichting om aanwezig te zijn bij overlegsituaties.
- De 'agenda van de EU' blijkt een belangrijk stuurinstrument: welke punten staan of komen er wel op en welke niet. Daar wordt dus voor en achter de schermen veel energie in gestoken, waarbij er steeds meer aandacht is voor de lange termijn.
- Het succes van de EU is zo groot dat iedereen erbij wil horen. Dat kan ten koste gaan van een gezamenlijke ambitie en dat kan in de toekomst een achilleshiel vormen voor verdere uitbreiding.
- De 'Brusselse cultuur' verbroedert; iedereen is in zekere zin in het buitenland. Zo ontstaat er een wereld van professionals met eigen gebruiken en een eigen taal. Het gevaar dreigt dan dat de commissarissen en parlementsleden te ver verwijderd raken van hun achterban en een eigen werkelijkheid creëren.
- Elk thema in de EU kent scheidslijnen tussen verschillende belangen van de deelnemers. Dit kan een noord-zuidlijn zijn, een oost-westlijn of een rijk-armlijn. Iedereen beseft dat, maar doordat de scheidslijnen telkens verschillen, blijft de situatie werkbaar.
- De effectiviteit van vertegenwoordigers in de Europese context is niet altijd gebaseerd op de grootte van het land dat ze vertegenwoordigen, al speelt dat meestal wel een rol. Ook het persoonlijk gezag, gebaseerd op vaardigheden en consistentie spelen een belangrijke rol.

Ten slotte nog een boeiende observatie van Robert Kagan uit zijn boek *Balans van de macht* (2003) over de verslechterde relatie tussen Europa en de Verenigde Staten. Hij schrijft onder meer over de ongekende prestatie van Europa om in deze roerige omgeving nu al ruim vijftig jaar rust te handhaven. Kagan vraagt zich af of de VS hierin ook een rol hebben gespeeld. Heeft 'Europa' als concept onder collega-landen kunnen bloeien omdat men in zekere zin onder de paraplu van de VS opereerde? Fungeerden de VS als bewaker, die ervoor zorgde dat de verschillende landen op de rails bleven en niet in onderlinge ruzie ontspoorden? Er was in die periode nog een belangrijke Amerikaanse troepenmacht in Europa, Duitsland wist dat het zich moest gedragen, maar dat gold ook voor andere landen, die de VS graag als partner zagen. De VS had ook een eigen belang, zij was in de Koude Oorlog zeer gebaat bij een samenwerkend (West-) Europa.

Als deze functie er echt is geweest, dan kunnen we ons afvragen wie ten aanzien van de zorgsector een vergelijkbare functie zou kunnen vervullen. Geen actieve actor, maar wel kaderstellend aanwezig met een macht waar een zekere dreiging van uitgaat. Een macht die alleen bij hoge uitzondering wordt gebruikt. Teveel gebruik van die macht is immers fnuikend, kijk maar naar de reactie van de Europese landen op het eigenmachtige optreden van de VS in Irak. Zijn de VS nog wel te vertrouwen? Dat maakt opeens onzeker. Is dit wellicht de toekomstige rol van de zich terugtrekkende overheid?

Misschien is de vergelijking tussen de EU en de zorgsector te ver doorgevoerd, maar er zijn zeker lessen te leren uit de instrumenten en werkwijzen die in deze collegiale omgeving effectief blijken te zijn.

Simulaties voor de zorgsector

Hier volgt een kort overzicht van enkele simulaties die in de afgelopen jaren specifiek zijn ontwikkeld voor de zorgsector.

- 'Zorgmarkt', begin jaren '90 ontwikkeld in opdracht van de Nederlandse Vereniging van Ziekenhuizen om te oefenen met de plannen van staatssecretaris Simons.
- 'The Rubber Windmill', een 'policy exercise' ontwikkeld door Lauri McMahon, van het Office of Public Management in Londen. Het doel van deze exercitie was de effecten te verkennen van het beleidsdocument 'Working for Patients' van de regering-Thatcher (zie Duke & Geurts, 2004).
- AMC Strategy Simulation, eind jaren '90 ontwikkeld in samenwerking tussen het Office of Public Management en het IVA in Tilburg voor een academisch ziekenhuis ter evaluatie van de divisiestructuur.
- 'Santé', in 2002 ontwikkeld door Twynstra Gudde. Dit spel richt zich op de inkoopfunctie van de verzekeraar en heeft als doel de 'awareness' voor de komende marktwerking in de ziekenhuissector te vergroten.
- 'Quartier', in 2003 ontwikkeld door Twynstra Gudde om het regievraagstuk in de eerste lijn te verkennen.
- 'La Vie en Rose', in 2003 ontwikkeld door Twynstra Gudde om het regievraagstuk in de AWBZ te verkennen.
- 'ZiZ' (Zorg in Zaken), in 2004 ontwikkeld door Twynstra Gudde om de toenemende verzakelijking in de AWBZ sector te verkennen, alsmede de mogelijke rol van de gemeentes in het kader van de WMO.

GPSR Compliance
The European Union's (EU) General Product Safety Regulation (GPSR) is a set of rules that requires consumer products to be safe and our obligations to ensure this.

If you have any concerns about our products, you can contact us on

ProductSafety@springernature.com

In case Publisher is established outside the EU, the EU authorized representative is:

Springer Nature Customer Service Center GmbH
Europaplatz 3
69115 Heidelberg, Germany

www.ingramcontent.com/pod-product-compliance
Lightning Source LLC
LaVergne TN
LVHW080314260326
834688LV00038B/1117